がんは自己消滅する。

医学博士　平田陽三

本の泉社

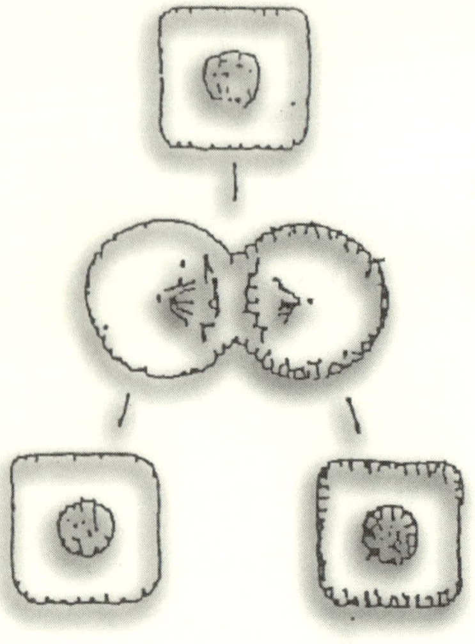

INDEX

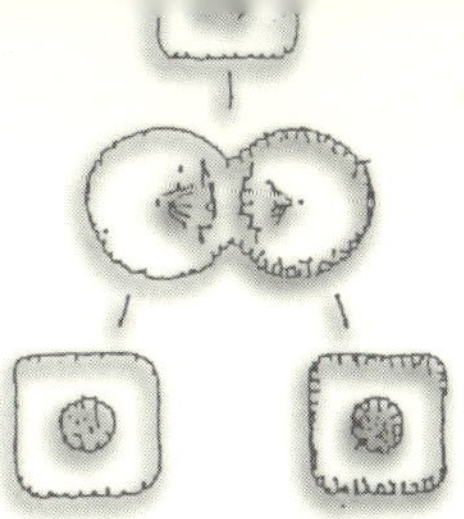

はじめに

現在の臨床医学界で定着しているがん疾患に対処する治療概念として、

1．外科的にがん組織体を切除する物理力学的な治療概念
2．放射線効力などの組織工学的な効力を利用する治療概念
3．細胞化学的な抗がん剤を利用してがん細胞を細胞化学的に細胞特定して細胞破壊しようとする細胞化学的な治療概念

以上の３種類の治療概念が有効な治療概念として定着している。しかしながら、最近になって、細胞免疫学的にがん細胞を細胞特定して細胞破壊しようとする免疫学的な治療概念が、４番目の新しい治療概念として考えられるようになった。

それら４種類の治療概念の中で、外科的な治療概念は、担がん患者が持つがん組織体を外科的にできるだけ広く切除して、がん組織体の存在から物理力学的に決別しようとする治療概念である。また、細胞成熟していない未熟な細胞だけを選択的に細胞破壊することのできる放射線療法は、がん組織体の根源細胞である最も未熟ながんの幹細胞（Cancer stem cell）を局所的に細胞破壊することによって、がん組織体の存在を組織工学的に根絶しようとする治療概念である。

最近になって、電磁波効力を利用してがん組織体を局所的に焼却しようとする組織工学的な治療概念や、がん組織体にいたる栄養血管を物理的に閉塞して、がん組織体の存続を停止しようとする組織工学的な治療概念が開発されている。

早期に診断された発生初期のがん疾患の場合で、そのがん組織体の存在形態が極めて単純な形態である場合、外科的な治療法や放射線療法などの組織工学的な治療方法によって、その単純な形態のがん組織体を担がん患者の身体内から完全に排除することができるのである。

そのように、がん組織体の全体が身体内から完全に排除されて、がん組織

体の根源細胞であるがんの幹細胞が一個残らず物理力学的に完全排除された場合、その担がん患者は、がん疾患という致命的な疾患から完全に開放されるのである。

しかしながら、身体内に存在するがん組織体の存在が極めて複雑な存在形態である場合は、上述のような外科的な治療方法や放射線効力などを利用する物理力学的で組織工学的な治療方法によって、担がん患者の身体内からがん細胞が一個残らず完全に排除されるとはかぎらない。

がん組織体の存在形態が極めて複雑な場合は、そのがん組織体の根源細胞であるがんの幹細胞が、外科的な治療方法や放射線療法などの物理力学的な治療方法では排除できないような特定の場所に局所的に残存している場合もありえるのである。

ただの一個のがん細胞であっても、がん組織体の根源細胞であるがんの幹細胞が、排除されることなく局所的に残存している場合、その残存している幹細胞が特殊な不等性転写型（Duplication type）の有糸分裂（Hetero-duplication mitosis　図５、図６　ともに P.70 参照）を繰り返して運営することによって、その残存している幹細胞自身から細胞成熟した大量の成熟型（Maturation type）のがん細胞が生産され続けて、異常ながん組織体は、ふたたび完全に組織形成されて増殖しながら存続し続けるのである。

すなわち、外科的治療方法や放射線療法による物理力学的な治療方法が完全に施行された後、ただの一個のがん細胞であっても、がん組織体の根源細胞であるがんの幹細胞が局所的に身体内に残存している場合は、そのがん疾患を根治的に治療することにはならないのである。

以上記述したように、外科的療法や放射線療法によってがん組織体の根源細胞であるがんの幹細胞を身体内から一個残らず完全に排除できないで、異常ながん組織体がふたたび組織形成されてがんが再発した場合は、最近の高度に進化し進歩した先端的医療技術を利用してがん細胞だけに表現されているがん細胞に特有な細胞特性（腫瘍マーカー）を特定し、その細胞特性を表現している細胞成熟したがん細胞や、細胞特性を表現し始めている成熟途上の未熟ながん細胞を、細胞化学的な抗がん剤療法や細胞免疫学的な免疫療法を利用して選択的に細胞破壊することによって、がん組織全体に大損害を与えようとするがん細胞に対する細胞破壊的な治療方法が広く一般的に実施されている。

がん組織体の内部で、がん細胞に特有な細胞特性を顕著に表現している細胞成熟したがん細胞や、その細胞特性を表現し始めている成熟途上の未熟ながん細胞などの総ては、がん組織体の根源細胞である最も未熟ながんの幹細胞から細胞成熟（＝細胞分化）されて生産されている成熟型のがん細胞であって、がん組織体全体の99.9％以上の大部分を組織構成しているのである。

したがって、がん細胞組織体の99.9％以上の大部分を組織構成している細胞成熟したがん細胞や成熟途上のがん細胞がことごとく細胞破壊されるとすれば、がん組織体はほとんど消滅しなければならない。

ゆえに、細胞化学的な抗がん剤療法や細胞免疫学的な免疫療法によるがん細胞に対する細胞破壊的な治療方法は、高度に進化し進歩した先端的な治療技術として広く信頼されて一般的に実施されているのである。

しかしながら、がん組織体の内部で0.1％以下の極めて稀少な存在であって、がん細胞に特有な細胞特性がいまだまったく表現されていない、がん組織体の根源細胞である最も未熟ながんの幹細胞は、細胞化学的な抗がん剤療法や細胞免疫学的な免疫療法などの細胞破壊的な治療方法では、まったく細胞成熟していない最も未熟ながんの幹細胞として、細胞特定されて細胞破壊されることなくかならず残存しているのである。

この0.1％以下の極めて稀少な存在であっても、細胞破壊されずにかならず残存している最も未熟ながんの幹細胞が、そのがんの幹細胞に特有で異常な不等性の転写型有糸分裂（詳細は第4章で後述）の分裂活動を秘かに運営することによって、その最も未熟ながんの幹細胞から細胞成熟した新しい成熟型のがん細胞が次々に生産されて、細胞破壊されたはずのがん細胞は次々に補充されることによって、ほとんど消滅していたがん組織体はかならず再構築されるのである。

したがって、高度に進化した先端知識やその先端技術を利用して、細胞成熟したがん細胞だけが特異的に表現している細胞特性を徹底的に検索し、その細胞成熟したがん細胞や成熟途上のがん細胞を細胞破壊の破壊目標にして、がん組織体の99.9％以上の大部分を組織構成する成熟型のがん細胞全体を、細胞化学的な抗がん剤療法や細胞免疫学的な免疫療法などの細胞破壊的な治療方法によって、ことごとく細胞破壊してがん腫瘍をほとんど消滅させたとしても、細胞成熟することもなく、がん細胞特有の細胞特性が、いまだまったく表現されていない最も未熟な細胞位相にだけ存在しているがんの幹細胞は、細胞破壊されることなくかならず残存しているのである。

この0.1％以下の極めて稀少な存在であっても、最も未熟な細胞位相に存在しているがんの幹細胞が、がん組織体の根源細胞として残存しているかぎり、異常ながん組織体そのものを組織生理学的に完全に根絶させることはできないのである。

すなわち、従来から権威ある研究者たちによって研究され開発された細胞化学的な抗がん剤療法や細胞免疫学的な免疫療法などによって、個々のがん細胞に対する細胞破壊的な治療方法が徹底的に実施されたとしても、そのような細胞破壊的な治療方法では、一時的にがん組織体が縮小するような治療効果があって、延命的な治療効果があったとしても、最終的には、がん疾患を根治的に治療することにはならないのである。

以上記述したように、がん組織体の99.9％以上の大部分を組織構成する細胞成熟した大量のがん細胞や成熟途上のがん細胞を、ことごとく細胞破壊する細胞破壊的な治療方法を徹底的に実行したとしても、がん組織体の根源細胞である最も未熟ながんの幹細胞が運営する不等性転写型の有糸分列によって、その幹細胞自身から次々に細胞成熟（＝細胞分化）して産出され続けているのである。

そのように、がんの幹細胞から次々に産出され続けているがん細胞を次々に細胞破壊し続けたとしても、がん疾患を根治的に治療することにはならないのである。

このことは、今日までに広く施行されている高度に進歩し進化した細胞化学的な抗がん剤療法や細胞免疫学的な免疫療法などによる細胞破壊的な治療方法による実際の莫大な治療実績から判断しても明白な事実である。

権威ある研究者たちの先端知識や先端技術によって開発された細胞化学的な抗がん剤療法や細胞免疫学的な免疫療法などは、がん疾患に対処する治療

方法として、広く信用されて施行されている治療方法である。

しかしながら、細胞成熟したがん細胞や成熟途上のがん細胞をことごとく細胞破壊する治療方法が徹底的に施行されたとしても、最終的に、がん疾患を根治的に治療できないことを、世界中のがん研究に携わる権威ある研究者やがん治療の専門医たちは、あらためて明確に認識しなければならないのである。

しかしながら、個々のがん細胞を個々に細胞破壊するための細胞破壊的な治療方法では、現在までに実際に施行し実行されたその莫大な治療実績から判断して、がん疾患を根治的に治療できないことを、一部のがん治療の専門医たちは、あらためて認識し始めた。その中で、がん組織体の内部で0.1％以下の極めて希少な存在であっても、がん組織体の内部で繰り返して運営される細胞分裂によって、細胞成熟したがん細胞を次々に産出し続けてがん組織体を組織形成しているがん組織体の根源細胞である最も未熟ながんの幹細胞の特殊な存在に注目し始めた一部の専門医は、その特殊な存在である最も未熟ながんの幹細胞自身を細胞化学的な方法や細胞免疫学的な方法で細胞特定して細胞破壊することができるとすれば、がん疾患を根治的に治療できる可能性を想定するようになった。

そして、がんの幹細胞を細胞特定して細胞破壊するために、がんの幹細胞自身が表現する細胞特性を特定しなければならないと考えるようになっている。

しかしながら、上述のように、まったく細胞成熟することなく最も未熟な細胞位相にだけ存在しているがんの幹細胞には、細胞成熟することによって表現される細胞特性は、まったく表現されていないのである。

したがって、まったく表現されることもなくて存在することのない細胞特性を細胞特定することはできないのである。

そして、その存在することのない細胞特性を利用して、がんの幹細胞を細胞破壊する治療方法はありえないのである。

一方、1992年以来、筆者が執筆し発表した数々の論文（巻末の「参考文献」P.108参照）の中で繰り返し記述しているがん疾患に対処する治療概念は、従来の細胞破壊的な治療概念とはまったく異なったまったく新しい治療概念であって、細胞化学的にまた細胞免疫学的に細胞特定して細胞破壊することのまったくできないがんの幹細胞に対処する新しい治療概念、すなわち、がん組織体の根源細胞であるがんの幹細胞に対処する組織生理学的で細胞生理学的なまったく新しい治療概念である。

そのまったく新しい治療概念を具体的に記述するためには、あらゆる種類の正常な細胞組織体の根源細胞である最も未熟な幹細胞（Adult stem cell）の組織生理学的で細胞生理学的に特殊な存在について説明しなければならない。

そして、その特殊な存在である最も未熟な幹細胞が、かならず運営しなければならない転写型と成熟型とのたがいに拮抗的な二形式の有糸分裂活動に由来する「二形式の有糸分裂に関する基本的な原理原則」に基づいて、正常な機能組織体を組織形成している経過について詳細に説明しなければならない。

さらに、その正常な細胞組織体の根源細胞である正常な幹細胞が、異常ながんの幹細胞に変化する原因とその経過を説明し、その異常ながんの幹細胞が、かならず運営していなければならない「二形式の有糸分裂に関する基本的な原理原則」に基づいて、異常ながん組織体を異常形成する経過について具体的に説明しなければならない。

そしてさらに、その異常ながんの幹細胞の異常な形態を正常な幹細胞の正常な形態に修復することによって、「二形式の有糸分裂に関する基本的な原理原則」に基づいて異常形成されているがん組織体を、その「二形式の有糸分裂に関する基本的な原理原則」に基づいて組織生理学的に自己消滅させることのできる治療概念、すなわち、今までにないまったく新しい治療概念を想定し、そのまったく新しい治療概念に基づく具体的な治療方法を開発しなければならないのである。

正常な細胞組織体の根源細胞である正常な幹細胞が、「二形式の有糸分列の基本的な原理原則」に基づいて、正常な機能組織体を組織形成する経過を説明し、その正常な幹細胞が変化して、がん組織体の根源細胞である異常な幹細胞に変化する経過と、その異常ながんの幹細胞が、「二形式の有糸分列の基本的な原理原則」に基づいて、異常ながん組織体を組織形成する経過を説明しなければならない。

その異常ながんの幹細胞が異常形成される経過と、その異常ながんの幹細胞に対処する今までにないまったく新しい治療概念を、前出の目次項目にしたがって記述することにする。

本書に記載されている記述内容は、2002年、英国の総合医学雑誌 “Medical Hypotheses” に筆者が発表して掲載された英文論文 Fundamental physio-mitotic theory（二形式の有糸分列に関する基本的な原理原則）の原理原則に関連して、がん疾患について記載した関係論文17編の論文内容を要約したものです。

あらゆる種類の正常な機能組織体には、その機能組織体の根源細胞である幹細胞が存在し、その幹細胞の細胞生理学的な存在について記載した論文を、1980年以来、国際的な医学雑誌に投稿し続けましたが、掲載してくださる医学雑誌はまったくありませんでした。

しかしながら、1992年、英国の総合医学雑誌である “Medical hypotheses ” 誌の編集主任である Horrobin 氏の特別の配慮によって、1992年より2003年までの10年間に、小生が投稿し続けた論文、すなわち、幹細胞の必然的な存在と、その幹細胞に関係して発生するがん組織体の形態について記載した論文17編が、次々に掲載されました。

それら17編の英文論文の項目は、本書の巻末に記載していますので、参考文献として論文請求をされる場合は、下記の宛先にご連絡ください。

〒780-0870　高知市本町5-4-23　平田病院　　平田　陽三
Tel: 088-875-6221　　Fax: 088-871-3801
E-mail:hphirata@mb.inforyoma.or.jp

Correspondence to:
Yoso Hirata MD.
Hirata Hospital　Honmachi 5-4-23, Kochi-city
780-0870, Japan.
Tel: 088-875-6221　Fax: 088-871-3801
E-mail: hphirata@inforyoma.or.jp

第１章
二形式の有糸分裂に関する基本的な原理原則と正常な幹細胞の存在

現在の一般に定着している細胞生理学的で組織生理学的な概念によれば、正常に細胞交替を運営し続けているあらゆる種類の正常な細胞組織体の内部で運営されている細胞分裂としてはいわゆる分化分裂（Differentiation division）と呼ばれている一形式の細胞分裂だけが運営されているものと考えられている。

しかしながら、筆者の記述し発表した論文（巻末の「参考文献」参照）で繰り返して記述しているように、「二形式の有糸分裂に関する基本的な原理原則」（Fundamental physio-mitotic theory）によれば、あらゆる種類の正常な臓器組織の機能的な細胞組織体は、いわゆる分化分裂と呼ばれている単一形式の細胞分裂だけで組織形成されて細胞交替をしながら存続しているのではない。

すなわち、あらゆる細胞組織体の内部で運営されているいわゆる分化分裂と呼ばれている細胞分裂の形態は、たがいに機能的に拮抗する転写型（Duplication type　図１　P.19、図３　P.19）と、その転写型から形式変換された成熟型（Maturation type　図２　P.19、図３　P.19）との二形式の有糸分裂が複合して運営されている細胞分裂の形態でなければならないのである。

そして、あらゆる種類の正常な臓器組織体には、その細胞組織体の根源細胞である幹細胞が存在し、その根源細胞である幹細胞が、この「二形式の有糸分裂に関する基本的な原理原則」という原理原則に基づいて、その正常な臓器組織の機能的な細胞組織体を組織形成しているのである。

たとえば、小腸粘膜上皮組織体（図３　P.19）の場合、その腸粘膜上皮組織体の大部分を組織構成する機能組織全体は完全に細胞分化（＝細胞成熟）した大量の機能細胞（＝終末細胞）だけで組織構成されている。

しかしながら、小腸粘膜上皮組織体の特定の部分である粘液腺の陰窩部（Gland crypt）の部分にかぎっては、成熟途上の未熟な細胞が、陰窩部の最底部分から出口部分までの陰窩部側面部分に沿って、細胞成熟（＝細胞分化）している成熟程度の順番で順序正しく並んで存在している。

そのような陰窩部の内部では、それらの未熟細胞が運営するいわゆる分化分裂の分裂像が常に観察されている。

このいわゆる分化分裂を繰り返して運営することによって、陰窩部の内部に存在する成熟途上の未熟細胞は、次第次第に細胞成熟しているのである。

したがって、細胞成熟している成熟途上の未熟な上皮細胞は、陰窩部の側面部分に沿って、細胞成熟している成熟程度の順番で順序正しく並んで存在しているのである。

そのように、陰窩部の最底部分から出口部分までの側面部分に沿って、細胞成熟している成熟程度の順番で順序正しく並んで存在している成熟途上の未熟細胞の中で、その陰窩部の最底部分に最も未熟な細胞（Adult stem cell）が存在しているのである。

その陰窩部の最底部分に存在している最も未熟な細胞が、いわゆる分化分裂によって、細胞成熟するための根源細胞であって、小腸粘膜上皮組織体の基本的な根源細胞である最も未熟な幹細胞でなければならないのである。

そして､その陰窩部の最底部分にだけに存在している最も未熟な幹細胞は、この陰窩部内で運営されるいわゆる分化分裂を繰り返すことによって、細胞数を増加させながら次第次第に細胞成熟して、最終的には完全に細胞成熟した機能細胞（＝終末細胞）にまで細胞成熟（= 細胞分化）するのである。

それらの完全に細胞成熟して生産された大量の機能細胞は、陰窩部内で運営されていたいわゆる分化分裂による細胞数の増加によって、その腸粘液腺の陰窩部から次々に押し出されて小腸粘膜上皮組織の機能層全体を完全に組織構成しているのである。

それらの機能層全体を組織構成している機能細胞は、ふたたび細胞分裂をすることもなく細胞寿命が限定されている終末細胞であって、その細胞機能を完全に完遂した後の終末細胞は、次世代に細胞成熟して生産された機能細胞と次々に細胞交替をしながらことごとく自己消滅しなければならない。

以上記述したように、小腸粘膜上皮組織の陰窩部の内部で繰り返して運営されるいわゆる分化分裂が、最も未熟な幹細胞を完全に細胞成熟した機能細胞にまで細胞成熟させている有糸分裂であれば、このいわゆる分化分裂と呼ばれている有糸分裂の形態は、最も未熟な幹細胞を細胞分裂させて、その最も未熟な幹細胞よりさらに細胞成熟した二個の娘細胞に細胞分裂させる成熟型の有糸分裂（Maturation mitosis　図２　P.19、図３　P.19）の形態でなければならない。

この小腸粘膜上皮組織の陰窩部の内部で繰り返して運営される成熟型の有糸分裂は、陰窩部の最底部分に存在している最も未熟な幹細胞を母細胞として消費しながら、大量の娘細胞としての細胞成熟した機能細胞を生産している。したがって、小腸粘液腺の陰窩部の内部で運営されるいわゆる分化分裂の総てが成熟型有糸分裂の形態として運営されているのであれば、陰窩部の最底部分に存在している最も未熟な幹細胞は、この成熟型有糸分裂の分裂活動によって母細胞としてことごとく消費しつくされて消滅しなければならない。

しかしながら、細胞交替を際限なく継続している小腸粘膜上皮組織体にとって、その細胞交替を際限なく継続するためには、成熟型の有糸分列で消費された最も未熟な幹細胞は、かならず、まったく同じ最も未熟な幹細胞で補充されていなければならないのである。

すなわち、成熟型の有糸分列によって消費された最も未熟な幹細胞が、かならずまったく同じ新しい未熟な幹細胞で補充されるためには、小腸粘液腺の陰窩部の最底部分に存在している最も未熟な幹細胞は、その幹細胞自身が細胞分裂によって、自己とまったく同じ最も未熟な幹細胞を自己増殖していなければならないのである。

そのように、最も未熟な幹細胞自身が細胞分裂によって、自己とまったく同じ最も未熟な幹細胞を自己増殖するためには、その最も未熟な幹細胞自身が陰窩部の最底部分で転写型の有糸分裂（図 1、図 3）を運営していなければならないのである。

つまり、最も未熟な幹細胞が細胞分裂して元の母細胞とまったく同じ最も未熟な二個の娘幹細胞に細胞分裂する形式の有糸分裂である転写型の有糸分裂を運営していなければならないのである。

これらのことから、あらゆる臓器組織内で運営されるいわゆる分化分裂の形態は、その臓器組織にとって根源的な基本細胞である、最も未熟な幹細胞を際限なく自己増殖させている転写型の有糸分裂と、その自己増殖された最も未熟な幹細胞を細胞分裂させながら細胞成熟させて大量の細胞成熟した機能細胞を生産している成熟型の有糸分裂との、たがいに機能的に拮抗する二形式の有糸分裂が複合して存在し運営されていなければならないのである。

【図１】転写型有糸分裂

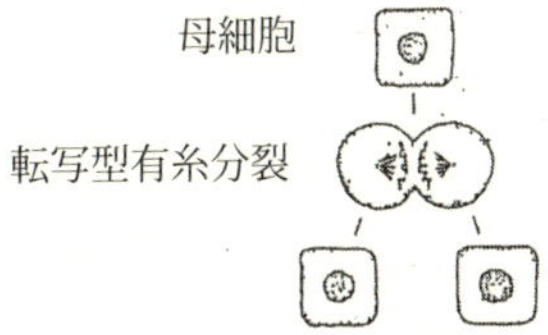

２個の娘細胞は母細胞と
まったく同じである

【図２】成熟型有糸分裂

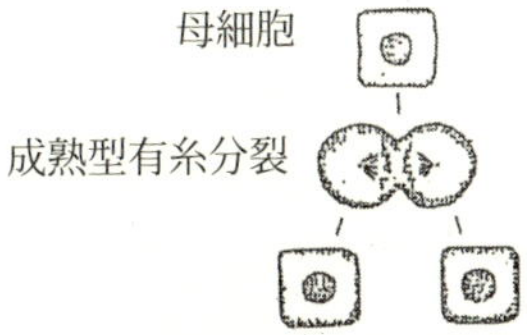

２個の娘細胞は母細胞より
細胞位相が成熟している

【図３】腸粘膜上皮組織

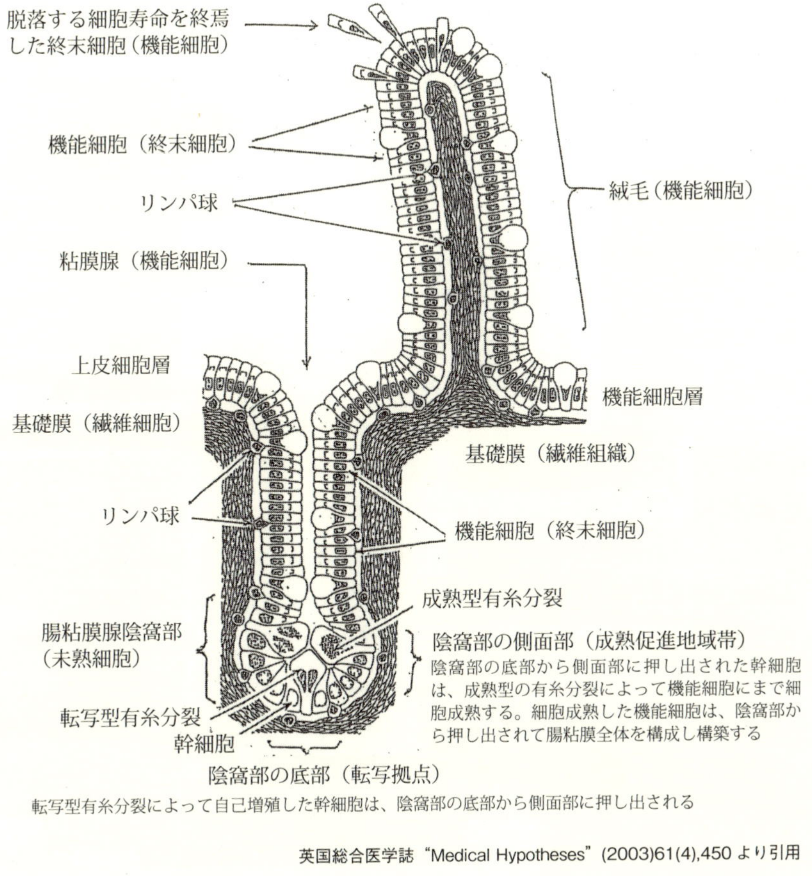

転写型有糸分裂によって自己増殖した幹細胞は、陰窩部の底部から側面部に押し出される

英国総合医学誌“Medical Hypotheses”(2003)61(4),450 より引用

したがって、筆者の提唱する「二形式の有糸分裂に関する基本的な原理原則」の基本的な原理原則として、あらゆる種類の正常な臓器組織の細胞組織体の内部では、この機能的にたがいに拮抗する転写型と成熟型の二形式の有糸分裂がかならず複合して運営されていなければならないのである。

したがって、小腸粘膜上皮組織体（図３　P.19）の場合、小腸粘液腺の陰窩部の最底部分は、転写型の有糸分裂が運営されて最も未熟な幹細胞を自己増殖させている転写拠点（Duplication areas= Stem cell niche）である。

そして、その転写拠点に直接接触している繊維組織体から分泌されている転写要因の促進効果（Duplication factor　第５章参照）によって、その転写拠点内で運営されている転写型有糸分裂の分裂活動が、常に正確な転写型の有糸分裂に促進されて運営され続けているのである。

そして、その小腸粘液腺の陰窩部の側面部分では、その側面部に直接接触している繊維組織体から分泌されている成熟要因の促進効果によって、転写型の有糸分裂が成熟型に形式変換され、その形式変換された成熟型の有糸分裂が繰り返されることによって、最も未熟な幹細胞から完全に細胞成熟した機能細胞が大量に生産されているのである。

したがって、その陰窩部の最底部分の転写拠点と側面部分の成熟促進地域帯とによって組織構成されている粘液腺の陰窩部全体が、有糸分裂制御機構（Mitotic regulatory mechanism）として機能しているのである。

上述のように、転写型の有糸分裂は、小腸粘液腺の陰窩部に設定されている有糸分裂制御機構の中で転写要因の促進効果が支配している転写拠点の内部だけにかぎって運営されている有糸分裂である。

そして、その転写要因の促進効果によって促進された転写型の有糸分裂が、小腸粘膜上皮組織体の基本的な根源細胞である最も未熟な幹細胞を際限なく自己増殖し続け、その小腸粘膜上皮組織体の根源細胞である幹細胞の存在を常に確保し続けている有糸分裂である。

すなわち、この転写型の有糸分裂は、小腸粘膜上皮組織体の基本的な根源細胞である幹細胞の存在を常に確保することによって、その小腸粘膜上皮組織体の組織学的な自己自立性（Histological identity）と自己存続性（Histological continuity）とを常に確保し続ける役割を担当している基本的な有糸分裂である。

一方、成熟型の有糸分裂は、有糸分裂制御機構の内部で、成熟要因の促進効果によって完全に支配されながら転写拠点を取り囲むようにして設定されている成熟促進地域帯の内部で、その成熟要因の促進効果によって転写型から形式変換されながら運営されている有糸分裂である。

この成熟要因の促進効果によって形式変換された成熟型の有糸分裂は、転写型によって自己増殖された最も未熟な幹細胞を次々に消費しながら大量の細胞成熟した機能細胞を生産し続けることによって、その小腸粘膜上皮組織体の機能組織全体を組織構成し続けている有糸分裂である。

すなわち、この形式変換された成熟型の有糸分裂は、小腸粘膜上皮組織体の機能組織体全体の組織構造を完全に組織構築する役割を担当し続けている有糸分裂である。

（註）巻末の参考文献（P.108）や第４章、第５章の追加加筆でも詳述するように、この転写型を成熟型の有糸分裂に形式変換している成熟要因の促進効果は、成熟促進地域帯だけを支配しているのではなく、広く一般の機能組織の内部でも引き続いて完全に支配している。そのために、設定された転写拠点以外の機能的な一般の細胞組織体の内部では、成熟要因の促進効果によって形式変換されて促進された成熟型の有糸分裂だけが運営されるのであって、成熟型に形式変換される以前の形式である基本的な転写型有糸分裂が、成熟要因の促進効果が完全に支配している転写拠点以外の開放された一般機能組織体の内部で、場違いな転写型の有糸分裂として運営されることはありえない。したがって、この場違いな場所に異常運営される転写型の有糸分裂が発生することによって、がん組織という異常な細胞組織体が、場違いな場所で組織学的な自己自立性と自己存続性を獲得した異常組織として異常形成されているのである。

上述のような立方上皮細胞組織である小腸粘膜上皮組織体（図３　P.19）の場合と同様に、常に細胞交替を運営し続けている扁平上皮細胞組織である皮膚上皮組織体の場合でも（図４　P.22）、その皮膚上皮組織体にとって基

【図４】扁平上皮組織（皮膚組織）

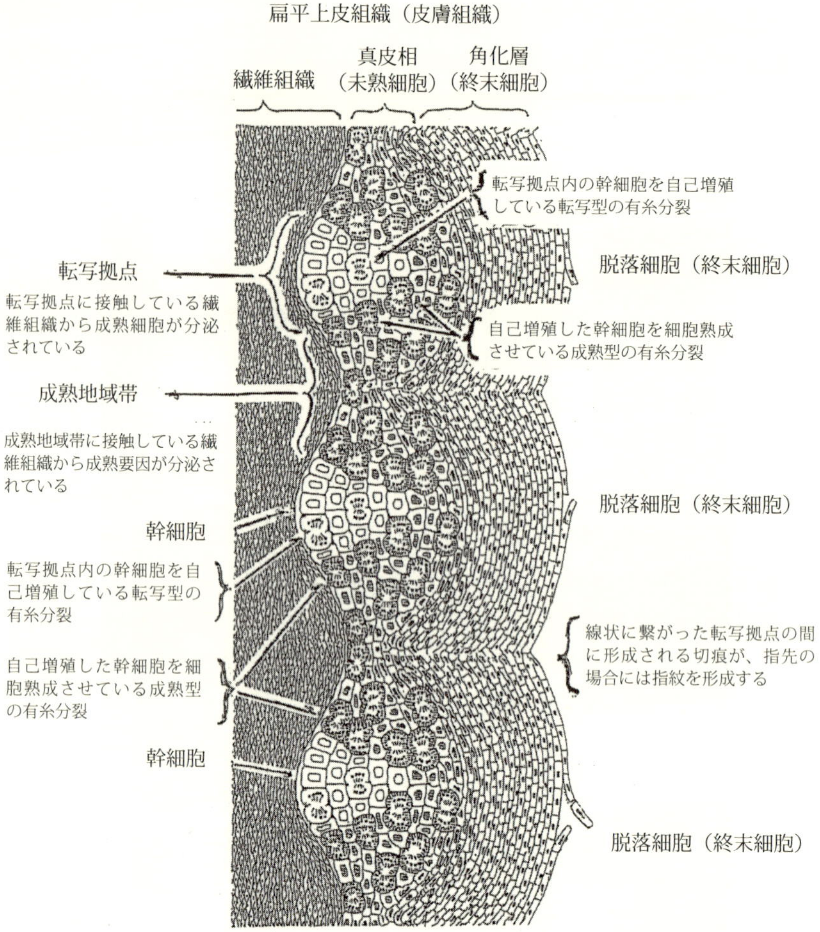

・皮膚組織の基本的な根元細胞である幹細胞は、皮膚組織内の転写拠点の内部で、転写型の有糸分裂を繰り返して自己増殖を続けている
・それらの自己増殖した幹細胞の大部分は、転写拠点から成熟地域帯に押し出される
・成熟地域帯に押し出された幹細胞は、成熟地域帯の内部で転写型から形式変更された成熟型の有糸分裂を繰り返して細胞成熟することによって、大量の成熟しきった機能細胞（終末細胞）となって皮膚組織全体を組織構築する
・皮膚組織全体を組織構築した機能細胞は、自己の細胞機能を完全に完遂した後は、ふたたび細胞分裂をすることのできない終末細胞として、限定された自己の細胞寿命を終焉して、次世代に細胞熟成して生産された機能細胞と次々に細胞交替をしながら、ことごとく皮膚組織の表面から脱落し自己消滅する
・一方、成熟地域帯に押し出されずに転写拠点に残存している幹細胞は、引き続いて転写型の有糸分裂を繰り返し、転写拠点の内部で、皮膚組織の基本的な根元細胞である幹細胞の存在を確実に確保し続けることによって、皮膚組織としての組織学的な自己自立性と自己存続性を確保し続けている

本的な根源細胞である最も未熟な幹細胞は、皮膚上皮組織層の直下に存在している繊維組織体の褶曲部（有糸分裂制御機構に相当する）の最底部分（転写拠点）にだけ存在し、その最底部分の転写拠点の内部だけで運営されている基本的な転写型の有糸分裂によって際限なく自己増殖され、その皮膚上皮組織体の根源細胞である未熟な幹細胞の存在が常に確保され続けている。

そのように未熟な幹細胞の存在が繊維組織体の褶曲部の最底部分（転写拠点）に常に確保されて存在し続けることによって、扁平上皮細胞組織である皮膚上皮組織自身の組織学的な自己自立性と自己存続性が常に確保され続けているのである。

そして、そのようにして組織学的な自己自立性と自己存続性が常に確保されると同時に、その自己増殖による細胞数の増加によって、繊維組織体の褶曲部の最底部分（転写拠点）から側面部分（成熟促進地域帯）に次々に押し出された未熟な幹細胞は、その側面部分（成熟促進地域帯）で運営されている形式変換された成熟型の有糸分裂を数回繰り返すことによって、大量の成熟し切った機能細胞となって、扁平上皮細胞組織である皮膚上皮組織体の機能層に次々に押し出されて、その機能層全体を完全に組織構成して組織構築するのである。

しかしながら、扁平上皮細胞組織である皮膚上皮組織体の機能層全体を組織構築した機能細胞は、その機能細胞としての細胞機能を完遂した後は、成熟し切った終末細胞としての自己の細胞寿命を終焉し、次世代に生産された機能細胞と次々に細胞交替しながらことごとく自己消滅するのである。

したがって、有糸分裂に関する基本的な原理原則によれば、扁平上皮細胞組織体であっても、立方上皮細胞組織体であっても、正常に細胞交替を運営し続けているあらゆる正常な細胞組織体の内部で運営されている有糸分裂活動はたがいに機能的に拮抗する転写型と成熟型の二形式の有糸分裂が複合した有糸分裂でなければならない。

1. 転写型の有糸分裂

あらゆる臓器組織体の根源細胞である幹細胞を自己増殖させて、組織学的な自己自立性と自己存続性を確保し続けている基本的な有糸分裂である転写型の有糸分裂は、その臓器組織内に設定された有糸分裂制御機構の内部で、転写要因の促進効果が支配している転写拠点の内部だけにかぎって運営されている有糸分裂であって、その基本的な転写型有糸分裂によって細胞分裂した二個の娘細胞は、分裂前の未熟な母細胞とまったく同じ未熟な娘細胞である（図1　P.19）。

したがって、正常な臓器組織の場合、その臓器組織体にとって基本的な根源細胞である最も未熟な幹細胞は、その設定された転写拠点の内部だけで基本的な転写型有糸分裂によって際限なく自己増殖し続けている。

それらの自己増殖した最も未熟な幹細胞の大部分は、自己増殖による細胞増加によって、転写拠点から成熟要因の促進効果が支配している成熟促進地域帯に次々に押し出される。

そして後述するように、押し出されたそれらの未熟な幹細胞は、その成熟促進地域帯で基本的な転写型から形式変換された成熟型の有糸分裂活動によって完全に細胞成熟させられた機能細胞（＝終末細胞）にまで細胞成熟して、その臓器組織の機能組織全体を組織構成するのである。

しかしながら、それらの完全に細胞成熟した機能細胞は、最終的には細胞分裂することのできない終末細胞としての限定された自己の細胞寿命を終焉し、次世代に細胞成熟して生産された機能細胞と、次々に細胞交替をしながらことごとく自己消滅するのである。

一方、成熟促進地域帯に押し出されずに転写拠点の内部に残存している幹細胞は、引き続いて転写型の有糸分裂を繰り返して自己増殖し続けることによって、成熟促進地域帯に細胞成熟するための幹細胞を常に供給しながら、その臓器組織の根源細胞である最も未熟な幹細胞としての存在を常に、転写拠点の内部に確保し続けているのである。

その結果、その臓器組織にとって極めて重要な組織学的な自己自立性と自己存続性とが､転写拠点の内部で運営されている転写型の有糸分裂によって、確保され続けているのである。

2. 成熟型の有糸分裂

あらゆる臓器組織内で設定されている有糸分裂制御機構内の成熟促進地域

帯だけにかぎらず、転写拠点以外の一般的な機能組織全体はことごとく総て、転写型を成熟型の有糸分裂に形式変換する成熟要因の促進効果によって完全に支配されている。

そのような成熟要因の促進効果によって、基本的な転写型から形式変換された形式の有糸分裂が成熟型の有糸分裂である。

この成熟型の有糸分裂によって分裂した二個の娘細胞は、分裂前の未熟な母細胞よりさらに細胞成熟した娘細胞に分裂する（図２　P.19）。

したがって、基本的な転写型有糸分裂で自己増殖して有糸分裂制御機構内の転写拠点から成熟促進地域帯に次々に押し出された未熟な幹細胞は、この形式変換された成熟型の有糸分裂を繰り返すことによって完全に細胞成熟し、ことごとく成熟し切った数多くの機能細胞にまで細胞成熟する。

そして、これらの完全に成熟し切った機能細胞は総て、ふたたび細胞分裂をすることのできない終末細胞であって、莫大な細胞数となって機能組織全体を組織構成した後は最終的に、終末細胞としての限定された細胞寿命を終焉して、次世代に生産された機能細胞と細胞交替をしながら、ことごとく細胞生理学的に自己消滅しなければならないのである。

すなわち、この成熟要因の促進効果によって形式変換された成熟型有糸分裂は、基本的な転写型有糸分裂によって自己増殖して転写拠点から成熟促進地域帯に個々に押し出された未熟な幹細胞を、次々に消費しながら完全に細胞成熟した莫大な細胞数の機能細胞（＝終末細胞）を生産し、その生産された莫大な細胞数の機能細胞によって、臓器組織の機能組織の全体を完全に組織構成し、組織構築するという重要な役割を担当しているのである。

以上要約すれば、あらゆる臓器組織の根源細胞である幹細胞は、基本的な転写型の有糸分裂によって生産され、形式変換された成熟型の有糸分裂によって消費されているのである。

以上記述したように、このたがいに拮抗的な二形式の有糸分裂が一定の相互活動することによって、あらゆる臓器組織は、過剰な組織増殖や極端な組織衰退をすることもなく常に一定の組織細胞量に維持され続けているのである。

すなわち、あらゆる種類の機能的な細胞組織体にとって基本的な根源細胞である最も未熟な幹細胞を際限なく自己増殖させて、その細胞組織体の組織学的な自己自立性と自己存続性を確保し続けている基本的な転写型の有糸分裂と、その自己増殖された根源細胞である未熟な幹細胞を次々に消費しながら、大量の機能細胞を生産してその機能組織体を組織構成し、そして、最終的にはその生産した大量の機能細胞を終末細胞にまで細胞成熟させて、ことごとく細胞寿命を終焉させ続けている形式変換された成熟型の有糸分裂との、たがいに拮抗的な二形式の有糸分裂が、有糸分裂制御機構を構成している転写拠点と成熟促進地域帯とをそれぞれに支配している転写要因と成熟要因とのそれぞれの促進効果（詳細は第５章で後述）によって、たがいに一定の比率で制御されて運営されている結果、あらゆる臓器組織の組織細胞量は、過剰な増殖や極端な衰退もなく一定の組織細胞量に確保されて維持され続けているのである。

このようなたがいに機能的に拮抗的な「二形式の有糸分裂に関する基本的な原理原則」は、細胞生理学のまったくの創世記であるパスツールやコッホが活躍していた世代の思想概念であっても想定できるような、極めて古典的で、まったく当たり前と思われる基礎的で基本的な原理原則である。

しかしながら、このまったく当たり前と思われる「二形式の有糸分裂に関する基本的な原理原則」は、細胞生理学的にまた組織生理学的に最も基本的で最も重要な原理原則であるにもかかわらず、筆者の論文を熟読している少数の特定の細胞生理学者を除外して、完全に理解し基本的な概念として理解して受け入れているがん研究に携わる研究者やがん治療の専門医は、日本だけにかぎらず世界中にもまったく存在していないのである。

すなわち、この最も重要で基本的な原理原則が、先端的ながん研究の研究者やがん治療の専門医たちの細胞生理学的で組織生理学的な基本概念としては、まったく受け入れられてはいない状態が、現在、高度に進化し進歩していると考えられている現実のがん研究やがん治療の実態である。

第２章
二形式の有糸分裂に関する基本的な原理原則とがんの幹細胞の存在

1992年以来、筆者が記述し、英国の総合医学雑誌 "Medical hypo-theses" に掲載された数々の論文（巻末の「参考文献」参照）でも記述しているように、原発発生したがん組織体がその原発病巣から遠隔の一般の正常な臓器組織に転移する場合、そのがん組織体の根源細胞である最も未熟ながんの幹細胞（Cancer stem cell）が、そのがん組織体から遊離して、遠隔の一般の臓器組織に移動して、成熟要因の促進効果が完全に支配している一般の臓器組織体の内部で組織学的な自己自立性（Histological identity）と自己存続性（Histological continuity）を獲得した新しいがん組織の細胞組織体を転移病巣として組織形成しているのである。

前項で記述したように、「二形式の有糸分列に関する基本的な原理原則」（Fundamental physio-mitotic theory）によれば、あらゆる正常な細胞組織体の根源細胞である未熟な幹細胞（Adult stem cell）は、転写要因の促進効果（Duplication factor）（詳細は第5章で後述）を受理することによって正確な転写型（Duplication type）の有糸分裂を運営して自己増殖することによって、その正常な細胞組織体の組織学的な自己自立性と自己存続性を確保し続けているのである。

また、その未熟な幹細胞は、成熟要因の促進効果（詳細は第5章で後述）を受理することによって転写型の有糸分列から形式変換された成熟型（Maturation type）の有糸分裂を運営し、細胞成熟した大量の機能細胞になって、その正常な細胞組織の機能組織体を組織形成し続けながら、最終的には終末細胞として細胞寿命を終焉するのである。

しかしながら、一般の正常な臓器組織の内部に転移したがん組織体の根源細胞である未熟ながんの幹細胞が、転写拠点（Duplication areas= Stem cell niche）以外の成熟要因の促進効果が完全に支配している一般の正常な臓器組織体の内部で、組織学的な自己自立性と自己存続性を獲得して、新しいがんの細胞組織体である転移病巣を組織形成するためには、そのがんの未熟な幹細胞が、一般の正常な臓器組織を完全支配している成熟要因の促進効果を受理することなく拒否することによって、その促進効果が完全に支配している一般の正常な臓器組織の内部で、成熟型の有糸分列に形式変換されていない異常な転写型の有糸分裂を、場違いに運営していなければならないのである。

もし、正常な臓器組織体の根源細胞である最も未熟な幹細胞が一般の正常な臓器組織に転移したとしても、その転移した正常な幹細胞は、一般の正常な臓器組織を支配している成熟要因の促進効果を受理することによって、形式変換された成熟型の有糸分裂を運営し、終末細胞にまで細胞成熟してかならず自己消滅しなければならない。

しかしながら、一般の正常な臓器組織に転移したがん組織体の最も未熟な幹細胞の場合は、その最も未熟ながんの幹細胞が、成熟要因の促進効果を受理し形式変換された成熟型の有糸分裂を運営して、正常に終末細胞にまで細胞成熟して自己消滅することもなく、成熟型に形式変換されていない異常な転写型の有糸分裂を運営して自己増殖することによって、組織学的な自己自立性と自己存続性を獲得した異常な転移病巣を場違いな場所に組織形成しているのである。

したがって、転移したがん組織体の最も未熟な幹細胞は、一般の正常な臓器組織を完全支配している成熟要因の促進効果を受理しないで拒否することにより、正常に形式変換された成熟型の有糸分裂を運営しないで、形式変換されていない異常な転写型の有糸分裂を運営していなければならないのである。

その異常な転写型の有糸分裂を運営することによって、組織的な自己自立性と自己存続性を獲得した異常ながん組織体の転移病巣が、成熟要因の促進効果が支配している一般の正常な細胞組織体の内部で場違いに異常形成されているのである。

これらのことから、一般の臓器組織に転移したがん組織体の根源細胞である最も未熟な幹細胞は、その一般の臓器組織を完全に支配している成熟要因の促進効果を受理せずに拒否するという極めて特殊な機能欠陥を保有していなければならないことがわかる。

この成熟要因の促進効果を受理せずに拒否する極めて特殊な機能欠陥が、特異ながん組織体を異常形成しているがんの幹細胞の基本的で最も重要な機能欠陥でなければならない。

本章では、このがん組織体の根源細胞であるがんの幹細胞が持つ特異な機能欠陥について記述することにする。

1. がんの幹細胞が持つ特異的な機能欠陥

前述のように、がん組織の基本的な根源細胞である最も未熟な幹細胞が、細胞外環境に存在している成熟要因の促進効果を受理せずに拒否するという極めて特異的な機能欠陥を持ったために、有糸分裂の基本的な形式である転写型の有糸分裂を成熟型の有糸分裂に形式変換することが不可能となった。

そのような極めて異常な機能欠陥を持ったがんの未熟な幹細胞が、有糸分裂制御機構（Mitotic regulatory mechanism）内部の転写拠点から押し出されて、成熟促進地域帯や転写拠点以外の成熟要因の促進効果が完全支配している広く開放された一般的な機能組織体の内部で、成熟型の有糸分裂に正常に形式変換されない異常な転写型の有糸分裂を、場違いな有糸分裂として運営し続けることになったのである。

この場違いな場所で運営される異常な転写型有糸分裂の分裂活動によって、場違いな場所に、異常な細胞組織体としての異常な自己自立性と自己存続性を獲得したがん組織体が、異常形成されているのである。

（註）この場違いな場所に運営される異常な転写型の有糸分裂とは、第4章でも記述するように、形態的に不等性の転写型有糸分裂（Hetero-duplication mitosis）（図5　P.70、図6　P.70、図7　P.78）と判断される異常な形式の転写型の有糸分裂である。（詳細は第4章で後述）

要約すれば、がん組織が異常形成される根本的な原因は、ある特定の未熟な幹細胞が細胞外環境を支配している成熟要因の促進効果を受理せずに拒否する特異的な機能欠陥を持ったことが原因となって、異常ながん組織が場違いな場所に異常形成されているのである。

2. 二形式の有糸分裂の基本的な原理原則に基づいた組織修復的な治療概念

前述のように、成熟要因の促進効果を受理することなく拒否するというがんの未熟な幹細胞の極めて異常な機能欠陥により、成熟要因の促進効果が完全に支配している転写拠点以外の場違いな場所に、異常な不等性の転写型有糸分裂（詳細は第４章で後述）の分裂活動が発生し、その特殊な不等性転写型の有糸分裂によって、場違いな場所に異常な自己自立性と自己存続性とを獲得したがん組織体が異常形成されている経過を述べてきた。

したがって、場違いな場所に異常形成されたがん組織を正常な組織形態に修復する組織修復的な治療方法を達成するためには、成熟要因の促進効果を拒否するがんの幹細胞の極めて異常な機能欠陥を、拒否しないで正常に受理するような正常な幹細胞の正常な細胞機能に修復しなければならない。

そのような正常な細胞機能に修復することができれば、成熟要因の促進効果を受理することによって、がん組織内でがんの幹細胞が運営している場違いで異常な不等性転写型の有糸分裂はことごとく、本来、正当に運営されなければならない正常な成熟型有糸分裂の形態に形式変換されて復活されるのである。

そして、がん組織内の総ての未熟ながんの幹細胞は、その正当に形式変換された成熟型の有糸分裂を繰り返すことによって完全に細胞成熟し、ことごとく成熟し切った終末細胞にまで細胞成熟するのである。

その結果、がん組織内の未熟ながん細胞は総て、細胞分裂できないがんの終末細胞にまで細胞成熟し、がん細胞の終末細胞としての自己の細胞寿命を終焉して最終的にはことごとく自己消滅するのである。

結局、がん組織内の異常な不等性の転写型有糸分裂の分裂活動によって異常形成されていた組織学的な自己自立性や自己存続性が完全に喪失してしまうのである。

すなわち、がん組織の中で、異常な転写型有糸分裂の存在によって自己増殖された未熟ながん細胞が継続的に補給されて細胞交替をすることもなく、がん組織内でことごとく形式変換されてしまった成熟型の有糸分裂によって、がん組織内の総てのがん細胞が細胞交替をすることもなく、ことごとくがんの終末細胞にまで細胞成熟して細胞生理学的に自己消滅するのである。

前述のように、がん組織を構成する総てのがん細胞がことごとくがんの終末細胞にまで細胞成熟して最終的に自己消滅することによって、場違いな場所に異常形成されたがん組織体もまた、転写型と成熟型の「二形式の有糸分裂に関する基本的な原理原則」に基づいて組織生理学的に完全に自己消滅するものと考えられるのである。

したがって、「二形式の有糸分裂に関する基本的な原理原則」に基づいたがん疾患に対する組織修復的な治療概念とは、転写型の有糸分裂を成熟型に形式変換する成熟要因の促進効果を拒否しているがんの幹細胞の極めて特異な機能欠陥を、その促進効果を拒否せずに正常に受理することのできるような正常な幹細胞の正常な細胞機能に修復する治療概念でなければならない。

そして、場違いな場所に異常発生した不等性転写型の有糸分裂を本来正常に運営されなければならない正当で正常な成熟型の有糸分裂に修復することを治療目的とした細胞生理学的で組織生理学的な治療概念でなければならないのである。

このような「二形式の有糸分裂に関する基本的な原理原則」に基づいた本質的な組織修復的な治療概念だけが、がん疾患を治療する基本的な治療概念でなければならないのである。

しかしながら、このような組織修復的な治療概念を本質的で基本的な治療概念として認識することのできるがん研究者やがん治療の専門医は、日本はもとより世界中にもまったく存在していないのである。

3. 消化酵素の酵素効力はがんの幹細胞の発生原因を消去することができる

口腔内から肛門までの全消化器の粘膜上皮組織体の中で、舌がん・食道がん・胃がんなどのがん腫瘍が頻発している。

しかしながら、十二指腸や空腸には、その粘膜上皮組織に原発するがん腫瘍が発生することはない。十二指腸の場合、稀に、十二指腸の膵管乳頭部に乳頭部がんが発生することがあるが、十二指腸の粘膜上皮組織自身に直接原発する十二指腸の粘膜上皮がんが発生することはない。

回腸粘膜上皮組織には稀にがん腫瘍が発症するが、結腸粘膜を経過すると肛門部に近くなればなるほど、結腸がんの発生頻度が高く成っている。

十二指腸や空腸の腸管内では強力な消化酵素が大量に充満しているが、その腸管内に充満している消化酵素の酵素効力は回腸の腸管内ではいくぶん低下し、そのいくぶん低下した消化酵素の効力は結腸の腸管内ではさらに低下して、肛門近くの直腸の腸管内では完全に喪失している。

消化酵素の酵素効力が充満している十二指腸や空腸の粘膜上皮組織にはがん腫瘍の発生がなく、消化酵素の酵素効力にまったく晒されていない口腔内粘膜や食道や胃の粘膜上皮組織にはがん腫瘍が頻発し、さらに、消化酵素の酵素効力が喪失している結腸・直腸部分の粘膜上皮組織にはがん腫瘍が頻発しているのである。

十二指腸や空腸の粘膜上皮組織では、その腸管内に大量に充満している消化酵素の微量な一部の酵素効果は、その充満している酵素効果が大量であるためにその粘膜上皮組織の細胞膜を突破して粘膜上皮細胞の原形質内に直接浸透しているものと考えられる。

この細胞膜を突破して原形質内に直接浸透している微量な消化酵素の酵素効力によって、十二指腸や空腸の粘膜上皮組織にはがん腫瘍の発生が未然に抑制されているものと考えられるのである。

この十二指腸や空腸の粘膜上皮細胞の細胞膜を突破して細胞原形質に直接浸透している消化酵素の微量な酵素効力によって、がん腫瘍の発生が未然に抑制されているのであれば、その細胞原形質に直接浸透している消化酵素の微量な酵素効力は、その細胞原形質に存在しているある特定の有機物を排除していなければならない。

すなわち、そのような特定の有機物として、がん組織体の根源細胞であるがんの幹細胞の細胞原形質内に、ある特定の細胞代謝副産物が異常蓄積し、その異常蓄積した細胞代謝副産物が、細胞原形質に直接浸透している消化酵素の酵素効力によって排除されることによって、十二指腸や空腸の粘膜上皮組織にはがん腫瘍の発生が未然に抑制されているものと考えられるのである。

したがって、がんの幹細胞の細胞原形質の内部に特定の細胞代謝副産物が異常蓄積していなければならない。

そして、その異常蓄積した特定の細胞代謝副産物が、がん腫瘍の発生原因でなければならないのである。

そして、その異常蓄積した特定の細胞代謝副産物が、細胞原形質に直接浸透している消化酵素の酵素効力によって排除されることによって、十二指腸や空腸の粘膜上皮組織にはがん腫瘍の発生が未然に抑制されているものと考えられるのである。

したがって、十二指腸の腸管内の消化酵素の酵素効果を、がんの幹細胞の細胞膜を透過して細胞原形質内に誘導することができれば、がんの幹細胞の発生原因である異常蓄積した特定の細胞代謝副産物を排除することができるものと考えられる。

すなわち、何らかの方法で、全身の臓器組織細胞の細胞膜を透過して消化酵素の微量な酵素効力を全身臓器組織の細胞原形質内に誘導することができれば、その誘導された微量な酵素効力によって、全身の臓器組織体に発生するがん腫瘍の発生原因が消去されるものと考えられるのである。

その結果、全身臓器組織に発生するがん腫瘍が完全に予防されるのみならず、すでに発生しているがん腫瘍でさえも根治的に治療できる可能性が考えられるのである。

十二指腸や空腸の腸管内では大量の消化酵素が充満しており、その極めて一部のミリパーセント単位量の酵素効力が粘膜上皮細胞の細胞膜を突破して細胞原形質に直接に浸潤していることで、十二腸や空腸の粘膜上皮組織にはがん腫瘍の発生が日常的に予防されている。

一方、十二腸や空腸以外の上皮細胞の場合は、十二指腸や空腸の粘膜上皮細胞の場合のように、それらの上皮細胞の周辺に大量の消化酵素の酵素効力が直接接触しているような状態ではありえない。

しかしながら、全身を循環する循環血流には極めて微量な消化酵素の酵素効力は存在しているが、そのような極めて微量な酵素効果では、細胞膜を突破して全身の上皮細胞の原形質内に直接浸潤することはまったくできないのである。

しかしながら、消化酵素の極めて一部の酵素効果は、摂取した食物類の中の脂肪物質体に吸収され、その消化酵素を吸収した食物類の脂肪物質体は鹸濁乳化されて微細な脂肪微粒子となり、その消化酵素の酵素効果を吸収した微細な脂肪微粒子は、腸粘膜上皮組織の特性としてその粘膜上皮組織層を通過することができる。

その粘膜上皮組織層を通過した微細な脂肪微粒子は、腸粘膜上皮組織層と繊維基底層との二層の間に分泌されているリンパ球（図３　P.19）によって呑食される。

その消化酵素の酵素効果を吸収した微細な脂肪微粒子を呑食しているリンパ球は、腸間膜のリンパ毛細管を通過し胸管に到達し、さらに胸腺を通過して胸腺リンパ球となるのである。

その脂肪微粒子を呑食している胸腺リンパ球は、左鎖骨下静脈の部分で全身の循環血流に合流する。

それらの循環血流に合流した脂肪微粒子を呑食している胸腺リンパ球は、胸腺リンパ球独特の細胞特性として、全身のあらゆる臓器組織内に浸潤し、その臓器細胞の細胞膜を透過して呑食していた微細な脂肪微粒子を臓器細胞の細胞原形質内に放出することができる。

その結果、胸腺リンパ球に呑食された微細な脂肪微粒子に吸収されていた極めてわずかな酵素効力の消化酵素が、全身の臓器細胞の細胞膜を透過してその細胞原形質内に浸透することができるのである。

したがって、腸管内で活性化されている消化酵素の酵素効力は、腸管内に摂取された食物類を分解して消化するという消化酵素としての本来の主要な役割を担当しているだけではなく、極めてわずかな酵素効力の消化酵素であっても、全身の臓器細胞の細胞膜を透過してその細胞原形質内に浸透することによって、その原形質内に蓄積する細胞代謝産物を除去するという特殊な役割もまた担当しているものと考えられるのである。

しかしながら、前述のように、リンパ球に呑食された食物類の脂肪微粒子体を利用して全身の臓器細胞の細胞膜を透過し、全身臓器の細胞原形質内に浸透できる消化酵素の酵素効力は、極めて微量の酵素効果であって、わずかにマイクロパーセント単位量の酵素効力しか浸透できない。

このようにして伝達された極めて微量なマイクロパーセント単位量の酵素効力であっても、全身の臓器組織に発生するがん腫瘍を日常的に予防しているのかも知れない。

しかし、十二指腸や空腸部分の粘膜上皮組織のようにがん発生を完全に予防できるようなミリパーセント単位量の酵素効力ではない。

たとえば、一般の臓器細胞の原形質内に浸透しているマイクロパーセント単位量の消化酵素の酵素効力を、十二指腸や空腸の粘膜上皮細胞の原形質内に浸透しているミリパーセント単位量程度の酵素効力に上昇して高めることができるとすれば、十二指腸や空腸ではがん腫瘍の発生が日常的に予防されているのと同様に、全身の一般臓器組織に発生するがん腫瘍もまた、完全に予防されるものと考えられ、さらに、一般臓器組織にすでに発生しているがん腫瘍もまた、伝達されて浸透したミリパーセント単位量の消化酵素の酵素効果によって根治的に治療できる可能性が想定されるのである。

そのためには、脂肪微粒子体に極めて微量にしか吸収されていない消化酵素の酵素効果が、さらに大量に脂肪微粒子体に吸収されるような特殊な方法を開発して、全身の臓器細胞の細胞原形質にさらに大量の消化酵素の酵素効果が伝達されるような特殊な方法を開発しなければならない。

そして、十二指腸や空腸の粘膜細胞原形質内に浸透して伝達されるのと同じように、ミリパーセント単位量の消化酵素の酵素効果が、全身の臓器組織体の組織細胞の細胞膜を透過して、全身の臓器組織全般の細胞原形質内に浸透されるような特殊な方法を新たに開発しなければならないのである。

4. 沃素イオン効果を利用して消化酵素の酵素効力を全身の臓器細胞に伝達させる方法

消化酵素の酵素効力は、塩酸や硫酸のような強力なHイオン効果によって完全に喪失してふたたびその酵素効力を復元することはできない。

しかしながら、特殊なイオン効果、たとえば、沃素イオン効果の場合、その沃素イオン効果によって、消化酵素の酵素効果は潜効体の形態になってその酵素効力を喪失するが、その沃素イオン効果が排除された時に、その潜効体はふたたび元の消化酵素の酵素効果に復元することができるのである。

したがって、そのような特殊な沃素イオンを含有する脂肪体を十二指腸の腸管内に摂取するとすれば､その摂取された沃素イオンを含有する脂肪体は、腸管内で大量の微細な脂肪微粒子体となって鹸濁乳化される。

そして、その沃素イオンを含有する大量の脂肪微粒子体は、腸管内の消化酵素の酵素効力を潜効体の形態にして、その大量の脂肪微粒子体自身が含有するようになる。

その消化酵素の潜効体を含有している微細な脂肪微粒子体は、小腸粘膜上皮組織層を通過し、小腸粘膜上皮層と繊維基底層との二層の間に分泌されている大量のリンパ球によって呑食される。

そして、その微粒子体を呑食している大量のリンパ球は、前述のように腸間膜リンパ毛細管を通過し胸管を通過して、胸腺リンパ球となって、左鎖骨下静脈の部分で全身の循環血流に合流し、最終的に、全身の一般の臓器組織内に浸潤し、その臓器細胞の細胞膜を透過して呑食していた潜効体を含有している脂肪微粒子を全身の臓器細胞の原形質内に浸透させることができる。

しかしながら、脂肪体に含有される沃素イオンが無機物の沃素イオン効果であれば、その消化酵素の潜効体は、生理的な細胞代謝によってふたたび元の活性の酵素効果に還元されることは極めて困難である。

したがって、全身の臓器細胞の原形質内に伝達され浸透した消化酵素の潜効体が、その細胞原形質の内部でふたたび、活性の消化酵素の酵素効果に再活性化するためには、脂肪体に含有される沃素イオンのイオン効果は、生理的な細胞代謝によって、容易に解除できるような特殊な有機物質体の沃素イオン効果でなければならない。

要約すれば、前述のような特殊な有機物の沃素イオン効果を含有する脂肪体を十二指腸内に摂取すれば、その沃素イオン効果を含有する脂肪体は、脂肪微粒子体に鹸濁化され、十二指腸内の消化酵素の酵素効果は潜効体の形態に成って、その脂肪微粒子体自身に吸収される。

その潜効体を吸収している脂肪微粒子は、前述のように大量のリンパ球に呑食されて全身の臓器細胞の細胞膜を透過して細胞原形質内に伝達される。

その細胞原形質内に伝達された脂肪微粒子内の消化酵素の潜効体は、以後の細胞内代謝によって、ふたたび元の活性化した消化酵素の酵素効果に再活性化されるのである。

この再活性化される消化酵素の酵素効果は極めて微量であったとしても、この潜効体そのもの自身が、十二指腸腸管内に充満していた活性の消化酵素の酵素効果を大量に自己吸着しているのである。

このようにして、特殊な有機物の沃素イオン効果を利用すれば、全身の臓器細胞の原形質内に伝達される消化酵素の酵素効果はマイクロパーセント単位量からミリパーセント単位量にまで上昇させることができる。

そして、伝達される消化酵素の酵素効果がミリパーセント単位量までに上昇することによって、前述のように、全身の臓器組織に発生し得るがん疾患の発生を未然に予防し、さらに、すでに発生しているがん疾患も根治的に治療できる可能性が想定されるのである。

5. がん組織体を異常形成するがんの幹細胞の機能欠陥が発生する原因とその経過

参考文献でも詳細に記述しているが、成熟要因の促進効果を受理せずに拒否する極めて特異な機能欠陥を持っているがんの幹細胞が、成熟型に形式変換されることのない異常な不等性転写型の有糸分裂（詳細は第4章で後述　図5　P.70、図6　P.70、図7　P.78）を継続して、がん組織体としての組織学的な自己自立性と自己存続性を獲得した異常ながん組織体を形成しているのである。

その成熟要因の促進効果を受理せずに拒否するがんの幹細胞の極めて特異な機能欠陥が発生するようになった原因は、細胞内の細胞代謝副産物が、がんの幹細胞の細胞原形質内に異常蓄積したのが原因であって、その異常蓄積した細胞代謝副産物は十二指腸の腸管内で活性化されている通常的な消化酵素の酵素効力で排除できるような有機物であることは前項で詳細に記述した。

そして、細胞内代謝の代謝副産物が、ある特定の正常な幹細胞の細胞原形質内に異常蓄積した結果、その異常副産物が異常付着物となって、細胞原形質内で機能している有糸分裂成熟促進機構（Mitotic maturation promoting system）に異常付着したことが原因で、成熟要因の促進効果を受理せずに拒否するがんの幹細胞の極めて特異な機能欠陥が発生するようになったものと考えられるのである。

すなわち、細胞外環境に存在している成熟要因の促進効果を、未熟な幹細胞の細胞膜の受領体が受理し、その受領した促進効果を細胞膜の受領体から細胞核の核成熟機構に対照的に伝達しているのが上述の細胞原形質内で機能している有糸分裂成熟促進機構である。

細胞原形質内の代謝副産物が異常蓄積して異常付着物として、その有糸分裂成熟促進機構に付着した結果、成熟要因の促進効果を対照的に伝達している有糸分裂成熟促進機構の伝達能力に伝達障害を引き起こしたことが原因となって、細胞膜の受領体が受領した成熟要因の促進効果が正常に細胞核の核成熟機構に伝達されなくなったのである。

その結果、成熟要因の促進効果を拒否するというがんの幹細胞に特有な極めて異常な機能欠陥が発生したものと考えられる。

前述のように、成熟要因の促進効果が細胞核の核成熟機構に正常に伝達されないために、細胞核の核成熟機構の機能に直接関与している特定の遺伝子配列の機能が正常に機能することができないのである。

その結果、細胞核の遺伝子配列の中で、転写型の有糸分裂を成熟型に形式変換している特定の遺伝子配列が正常に機能する以前の段階で、がんの幹細胞の細胞原形質内で機能している有糸分裂成熟促進機構の伝達能力の機能不全によって、成熟要因の促進効果を受理せずに拒否するというがんの幹細胞に特有な機能欠陥が形成されるのである。

したがって、がん組織体の根源細胞である未熟ながんの幹細胞は、その幹細胞の細胞核の遺伝子機能には関係なく、その幹細胞の細胞原形質内で機能している有糸分裂成熟促進機構の機能不全が発生原因となって成熟要因の促進効果を受理せずに拒否するような機能欠陥を保有することになったのである。

その結果、がんの幹細胞は、成熟型に正常に形式変換されない異常な不等性の転写型有糸分裂を、成熟要因の促進効果が支配している正常な機能組織の内部で場違いに異常運営しているのである。

したがって、成熟要因の促進効果を受理せずに拒否するがん細胞特有の機能欠陥を、成熟要因の促進効果を完全に受理するような正常な細胞機能に修復するためには、その幹細胞の細胞原形質内の有糸分裂成熟促進機構に付着した異常付着物を排除しなければならない。

そして、その異常付着物を排除するためには、その付着物を完全に排除できるような有効な酵素体の種類を特定しなければならない。

そして、そのような有効な種類の酵素体の酵素効果をがんの幹細胞の細胞膜を透過して細胞原形質内に安全に誘導できるような特殊な方法を新たに開発しなければならないのである。

6. 細胞代謝副産物の形成と蓄積について

前述のように、細胞代謝副産物が異常蓄積して、その異常蓄積した代謝副産物が異常付着物となって、細胞原形質内で機能している有糸分裂成熟促進機構に異常付着したのが原因となって、ある特定の未熟な幹細胞に、その成熟要因の促進効果を受理せずに拒否する極めて異常な機能欠陥が形成された結果、場違いな場所に異常ながん組織体が形成されるものと考えられるのである。

しかしながら、そのような細胞代謝副産物は、正常な細胞の細胞核内の正常な遺伝子配列の通常的な活動によって、細胞生理学的に常に産出され続けている通常的な副産物であって、特に特殊な異常現象として産出されているのではない。

そして、上述のような経過で、細胞原形質の内部で細胞生理学的に生産されている細胞代謝副産物は、転写型であっても、成熟型であっても、いずれの形式の有糸分裂であっても、それらの組織細胞が有糸分裂を通常的に運営される度ごとに、かならず、半減していなければならない。

したがって、それらの組織細胞が、有糸分裂を一定の正常な分裂頻度で繰り返しているかぎり、細胞原形質内で形成されている代謝副産物は、その有糸分裂を正常に繰り返す度ごとに半減しているのであって、正常に有糸分裂を運営し正常に細胞交替を運営している正常な臓器組織では、そのような細胞代謝副産物が細胞原形質内で異常蓄積するような異常事態にはならないのである。

しかしながら、細胞核内の特定の正常な遺伝子機能が生理的な何らかの原因で異常亢進して代謝副産物が大量に生産され、さらに、細胞分裂の分裂頻度に関与している特定の遺伝子配列の活動機能が衰退することによって、転写型や成熟型の有糸分列にかぎらず総合的な有糸分裂の分裂発生頻度が極端に減少するような特殊な事態になった場合、細胞原形質内で形成された代謝副産物が半減されなければならない有糸分裂の分裂発生頻度が減少して、その代謝副産物は次第次第に細胞原形質内に異常蓄積し始めるのである。

したがって、このような細胞代謝副産物の蓄積は、ある特定の正常な遺伝子配列に特定の異常配列が発生し、その特定の異常な遺伝子配列が原因となって異常蓄積しているのではない。

そしてさらに、そのような蓄積は、有糸分裂の分裂頻度が低ければ低いほど多く蓄積し、分裂頻度が高くなればなるほど希釈されて蓄積しないのである。

以上記述したように、細胞原形質内に細胞代謝副産物が生産される原因は総て、細胞核内の特定の正当で正常な遺伝子配列の生理的な活動が関与している通常的な生理現象である。

したがって、代謝副産物が細胞原形質内に異常蓄積するようになった原因そのものは、ある特定の正常な遺伝子配列自体が異常な遺伝子配列の形態に変化したことが原因となって異常蓄積しているのではない。

7. 細胞代謝副産物の実態について

繰り返し記述しているように、特定の臓器組織の根源細胞である最も未熟な幹細胞の細胞原形質内に細胞代謝副産物が蓄積し、その蓄積した代謝副産物が、その幹細胞の細胞原形質内で機能している有糸分裂成熟促進機構に異常な付着物として付着したことが原因となって、その未熟な幹細胞に成熟要因の促進効果を受理せずに拒否する異常な機能欠陥が発生している。

その結果、その未熟な幹細胞は、転写型の有糸分裂を成熟型に形式変換することが不可能となり、その成熟型に形式変換されない異常な不等性転写型の有糸分裂を場違いな場所で異常運営して自己増殖することによって、場違いな場所に組織学的な自己自立性と自己存続性を獲得した異常ながん組織体が組織形成されることになる。

したがって、その有糸分裂成熟促進機構に付着した異常付着物を排除できるような特定の酵素効果を特定して、がん細胞の細胞膜を透過して細胞原形質に誘導する方法を新たに開発しなければならないのである。

このことから、有糸分裂成熟促進機構に付着している異常付着物を完全に排除するためには、そのような異常付着物はどのような種類の有機物であるのかを特定しなければならない。

しかしながら、末巻の参考文献や後述の追加加筆でも詳述するように、がん組織体の 99.9％以上を組織構成する成熟要因の促進効果を受理することのできる莫大な細胞数の成熟型がん細胞の中で、成熟要因の促進効果を拒否する非成熟型の最も未熟ながんの幹細胞はわずか 0.1％以下の極めて稀少な存在である（第 5 章参照）。

そのような 0.1％以下の極めて稀少な存在である非成熟型のがんの幹細胞の存在を特定して、その有糸分裂成熟促進機構に付着している異常付着物異常付着物を特定することはまったく不可能なことである。

さらに、そのような異常付着物は、その非成熟型幹細胞の有糸分裂成熟促進機構体における極めて特定の部分に秘かに付着している異常付着物であって、そのように秘かに付着している異常付着物は極めて微量な有機物質でなければならない。

そのように極めて微量な有機物質の存在実態を検出して特定することは事実上まったく不可能なことである。

しかしながら、有糸分裂成熟促進機構に付着した異常付着物を検出して特定の有機物として特定することはまったく不可能であるとしても、細胞生理学的に細胞代謝によって産出され細胞原形質内に蓄積できるような有機物は、一定のかぎられた種類の有機物でなければならない。

それらのかぎられた種類の有機物とは下記の三種類の有機物でなければならないのである。

①多くの脂肪酸が重合した類脂肪体（Lipoid）

②多くの単糖類が重合した類糖体（Saccharoid）

③多くのアミノ酸が重合した各種のプリン体

上記のような特定の有機物が細胞原形質に蓄積したとしても、ただ単に蓄積するだけであって、細胞原形質内で機能している有糸分裂成熟促進機構に異常付着することはできない。

それらの蓄積した有機物が有糸分裂成熟促進機構に異常付着するようになるためには、有糸分裂成熟促進機構体の蛋白構造体に特に親和性の高い低分子の蛋白体が、それらの蓄積した有機物に付着した状態でなければ、有糸分裂成熟促進機構体自体に異常付着することはできないのである。

たとえば、蓄積した有機物が類脂肪体である場合、その類脂肪体に低分子蛋白体が癒着した類脂肪蛋白体（Lipo-protein）の形態に変化し、さらに、蓄積した有機物が類糖体である場合も同様に、低分子蛋白体が癒着した類糖蛋白体（Glyco-protein）の形態に変化し、また、プリン体の場合も同様にPro-tein 化した形態に変化したとき初めて、それらの蓄積した有機物は、細胞原形質内で機能している有糸分裂成熟促進機構に異常付着することができるのである。

したがって、類脂肪蛋白体に由来する異常付着物を分解して排除するためには、脂肪分解酵素と蛋白分解酵素とが複合した多重酵素体の酵素効果でなければならない。

そして類糖蛋白体に由来する異常付着物を分解して排除するためには、糖類分解酵素と蛋白分解酵素とが複合した酵素体の酵素効果でなければならない。

そして、Protein 化したプリン体に由来する異常付着物を排除するためには、低分子や高分子などのいろいろな多分子蛋白体を完全に分解して排除できるような多分子蛋白分解酵素体の複合体の酵素効果でなければならない。

このように、細胞原形質内で機能している有糸分裂成熟促進機構に付着した、異常付着物を排除することのできる酵素体の酵素効果は、単一種類の酵素効果ではなくて、多分子蛋白分解酵素に加えて糖分解酵素と脂肪分解酵素が重合複合したような多重酵素体の酵素効果でなければならないのである。

そのように多重複合した有効な酵素体としては、十二指腸の腸管内に分泌されて活性化され、摂取した食物類を完全に分解して消化し続けている通常的な消化酵素の酵素効果が最も適切で、最も有効な酵素体の酵素効果の一例でなければならないと考えられるのである。

8. がんの幹細胞に対処する治療概念

以上記述したように、胸腺リンパ球の機能を利用することによって、十二指腸腸管内で活性化している消化酵素の酵素効力を全身の臓器組織の細胞原形質内に誘導して、成熟要因の促進効果を受理しないで拒否しているがんの幹細胞の異常な機能欠陥を、拒否しないで受理するような正常な幹細胞の正常な細胞機能に修復し、そのがんの幹細胞が運営していた場違いで異常な不等性転写型の有糸分裂を、本来運営されるべきはずである正当な成熟型有糸分裂の形態に回復させて修復することによって、異常ながん組織を正常な細胞組織体に修復しようとする細胞修復的で組織修復的な治療概念を記述しているのである。

このような治療概念は、消化酵素の潜効体を含有する脂肪微粒子を細胞原形質内に呑食して運搬することのできる胸腺リンパ球独特の細胞機能を利用して考えられた細胞修復的な治療概念であって、「二形式の有糸分裂に関する基本的な原理原則」に基づく異常ながん組織体に対処する組織生理学的な治療概念である。

したがって、胸腺リンパ球の機能を利用している治療概念であるとしても、胸腺リンパ球が持つ細胞免疫学的な効力を利用して考えられるがん細胞に対する細胞破壊的な免疫療法とはまったく関係のない治療概念である。

そして、従来から施行されているがん組織体に対する細胞破壊的で組織懲罰的な治療概念とはまったく異なった細胞修復的で組織修復的な治療概念として、また、十二指腸の腸管内の消化酵素の酵素効力を利用する組織修復的な治療概念の具体的な治療方法の一例として、特定有機物の沃素イオン効果を利用する方法を想定して提案しているのであるが、現在の時点では、そのようなまったく新しい治療概念は、一般治療機関の専門医によって容認されて受け入れられるような状態ではありえない。

さらに、この新しい治療概念を達成するために、細胞代謝によって容易にイオン効果を喪失するような、特殊な沃素イオン効果を持った特定の有機物が、酵素効果の研究に携わる特定の専門家によって特に新たに開発されるような状態でもない。

したがって、消化酵素の酵素効果を全身臓器の細胞原形質に伝達させるために有効な沃素イオン効果を持った特定の有機物を、現在の一般市場で簡単に入手できる多くの沃素化合物の中から、最も有効と考えられる沃素イオン効果を持った特定の有機物を選択しなければならないのである。

そこで、そのような有効な活性沃素イオンを持った特定の有機物として、筆者は、とりあえず、安全な含嗽剤として一般的に広く利用され市販されている含嗽専用のポヴィドンヨード（Povidone-iodine）（市販商品名＝イソジンガーグルなど）を選び、現在の時点では、そのポヴィドンヨードの活性沃素イオン効果をがん治療に応用する方法を、最も安全で簡単に実行できる治験的な治療方法として具体的に想定しているのである。

そのポヴィドンヨードの活性沃素イオン効果を含有する脂肪体の乳化鹸濁液を、がん治療に利用するための沃化脂乳液として、治験的ながん治療に利用する具体的な治療方法を、後述の第３章「二形式の有糸分列に関する基本的な原理原則に基づく沃化脂乳液を利用する治験治療の具体的な一例」の中で、詳細に記述することにする。

第３章
二形式の有糸分裂に関する基本的な原理原則に基づく沃化脂乳液を利用する治験治療の具体的な一例

1．序文

前述の「二形式の有糸分列に関する基本的な原理原則（Fundamental physio-mitotic theory）とがんの幹細胞（Cancer stem cell）の存在」の記述内容で詳細に記述しているように、がん組織体の根源細胞であるがんの幹細胞の細胞原形質内で機能している有糸分裂成熟促進機構（Mitotic maturation promoting system）に異常付着物が付着したために、そのがんの幹細胞に、成熟要因の促進効果を受理せずに拒否する異常な機能欠陥が発生しているのである。

その成熟要因の促進効果を受理せずに拒否する極めて異常な機能欠陥に由来して、成熟要因の促進効果が支配しているために、転写型（Duplication type）の有糸分裂を運営することができないような一般的な機能組織の内部で、成熟型（Maturation type）に形式変換されていない異常な転写型の有糸分裂が、場違いな場所に異常発生した結果、その場違いな場所に異常発生した不等性の転写型有糸分列の分列活動に由来して、その場違いな場所に、組織学的な自己自立性（Histological identity）と自己存続性（Histological continuity）を異常獲得した異常ながん組織体が形成されているのである。

したがって、その非成熟型の未熟な幹細胞が持つ成熟要因の促進効果を受理しないで拒否する異常な機能欠陥を、拒否しないで受理するような正常な幹細胞の正常な細胞機能に修復し、その非成熟型の未熟な幹細胞が運営していた、場違いで異常な転写型の有糸分裂を本来正当に運営されなければならない成熟型の有糸分裂に復帰させることによって、異常ながん組織体を正常な細胞組織体に修復しなければならない。

そのような正常な細胞組織体の形態に修復するためには、有糸分裂成熟促進機構に付着した異常付着物を完全に排除しなければならないのである。

したがって、その異常付着物を排除するために、十二指腸内の消化酵素の酵素効果をポヴィドンヨード（Povidone-iodine）の活性イオン効果によって潜効体の形態にして脂肪微粒子体に吸着させ、その消化酵素の潜効体を含有する脂肪微粒子体をリンパ球に呑食させなければならない。

そのような脂肪微粒子体を呑食したリンパ球によって、消化酵素の潜効体は、全身の臓器組織体の細胞原形質の内部に誘導され、その細胞代謝によって、元の消化酵素の酵素効力に再活性化されるのである。

そのようにして再活性化された消化酵素の酵素効果によって、がんの未熟な幹細胞の原形質内の有糸分裂成熟促進機構に付着していた異常付着物が排除されて、成熟要因の促進効果を受理しないで拒否するという極めて異常な機能欠陥が、拒否しないで受理する正常な細胞機能に修復されるのである。

その結果として、場違いな場所で運営されていた異常な不等性転写型の有糸分裂（Hetero-duplication mitosis）は、本来運営されるべき正当な成熟型の有糸分裂に形式変換させられるのである。

そしてその正常に形式変換された正当な成熟型の有糸分裂によって、がん組織体を組織形成している総てのがん細胞は、ことごとく細胞成熟し、最終的に終末細胞となって自己消滅するのである。したがって、そのがん組織体自身もまた組織生理学的に自己消滅しなければならないのである。

したがって、異常ながん組織体を組織生理学的に自己消滅させるためには、リンパ球が好んで呑食するようなポヴィドンヨードの活性沃素イオン効果を含有する脂肪微粒子体の乳化鹸濁液（沃化脂乳液）を製作しなければならない。

そのような脂肪微粒子体の乳化鹸濁液を製作するためには、リンパ球に特に親和性の高いバター脂肪にポヴィドンヨードを含有させて、超音波の鹸濁化能力を利用して、そのポヴィドンヨードを含有するバター脂肪を、脂肪微粒子体の鹸濁液の形態にして沃化脂乳液を製作するのが最も理想的な製作方法である。

しかしながら、実際の製作方法として、一般の医療機関や通常の一般人が超音波の鹸濁化能力を利用して沃化脂乳液を製作することは極めて困難である。

したがって、一般の医療機関や一般人が、ポヴィドンヨードの活性沃素イオン効果を含有する沃化脂乳液を簡単に製作するためには、一般に市販されている無調整の牛乳を利用する方法が最も簡便な製作方法であると考えられるのである。

すなわち、無調整の一般的な牛乳に市販の含嗽用のポヴィドンヨード液（商品名＝イソジンガーグルなど、一般薬局で購入可能）の一定量を加えてよく攪拌することによって、活性沃素イオン効果を含有する沃化脂乳液を製作するのが最も簡便で安価な製作方法である。

筆者はいろいろな濃度の沃化脂乳液を製作して、極めて少数の治験症例ではあるが、副作用のない安全な沃化脂乳液を利用する治験治療を実行することができた。

その結果、最も安全で有効であったと想定される一定濃度の沃化脂乳液を基準的な沃化脂乳液として設定することにした。その基準的な沃化脂乳液の具体的な製作方法を以下に記述することにする。

2. 基準的な沃化脂乳液の簡便な製作法

基準的な沃化脂乳液（ポヴィドンヨードの沃素イオン効果を含有する脂肪体の乳化鹸濁液）の製作方法は、医師や薬剤師でなくても、一般人であっても自己責任の元で簡単に作製することができる。

すなわち、その具体的な製作方法は、無調整の牛乳 100ml に市販の含嗽用のポヴィドンヨード液の一滴（0.04 ～ 0.05ml）を加えてよく攪拌し、冷暗な環境状態で 24 時間以上保存したものを基準的な沃化脂乳液とする。

具体的な製作方法として、

200ml の無調整の牛乳パックには、含嗽用のポヴィドンヨード液を 2 滴

500ml の無調整の牛乳パックには、含嗽用のポヴィドンヨード液を 5 滴

1000ml の無調整の牛乳パックには、含嗽用のポヴィドンヨード液を 10 滴

を加えてよく攪拌して冷暗な環境状態で 24 時間以上保存したものを基準的な沃化脂乳液とし、がん疾患に対する治験治療の飲用剤として使用する。

（註）冷暗な環境状態で 24 時間以上保存しないとヨード・イオン効果は水溶状態のままであって、牛乳内の脂肪微粒子体に吸着された状態にはならない。

一般市場の薬局で購入可能な含嗽用のポヴィドンヨード剤の製品は下記の通りである。

イソジンガーグル（明治製菓） イオダインガーグル（健栄製薬）
オラロンガーグル（昭和薬品化工） ＪＤガーグル（ジェイドルフ製薬）
ジサニジンガーグル（大洋薬品） 東海ガーグル（東海製薬）
ネグミンガーグル（マイラン製薬） ポピドンヨードガーグル（中北薬品）
ポピヨドンガーグル（吉田製薬） ポピラールガーグル（日興製薬）
ポピロンガーグル（日本新薬） ホモドンガーグル（陽進堂）
ポリヨードンガーグル（兼一薬品）等々
（これらの製品には、含有する芳香剤に相違があるだけである）

3. 基準的な沃化脂乳液を使用する場合の内服量

①一般の健康人が基準的な沃化脂乳液を利用してがん発生を予防する目的の場合

健康な一般成人ががん疾患の発生を予防する目的で基準的な沃化脂乳液を使用する場合は、暖かいコーヒまたは紅茶に基準的な沃化脂乳液の 10 ～ 20ml を加えてよく攪拌し、日常的に飲用するように心掛ける。このような飲用量では血液内の含有ヨード量を特にあらためて検査する必要はない。

②外科的療法や放射線療法によってがん組織が完全に排除できずに、がん組織体が身体内に残存している担がん患者が基準的な沃化脂乳液を利用して根治的な治療効果を目的とする場合

がん組織が身体内に残存している担がん患者のがん疾患を根治的に治療する目的で沃化脂乳液を使用する場合は、一日量 300~600ml の基準的な沃化脂乳液を日常的に飲用し続ける。

この場合、３週間飲用すれば１週間は中止するようにして飲用を継続すれば、ヨード・イオンによって潜効体になっている消化酵素の酵素効力がさらに完全に活性化するものと考えられ、また、１週間は中止することによってヨード体のイオン効果は、一時的に完全に身体内から排除されることによって、数年間にわたって飲用を継続したとしても、ヨード・イオン効果が異常

蓄積することによる副作用は完全に回避できるものと考えられる。

しかしながら、甲状腺・肝臓・腎臓などの機能不全を持つ患者の場合は、該当する臨床諸検査に併せて血中ヨード量を定量検査することが望ましい。

（註）基準的な沃化脂乳液は加熱して調理に利用したとしても、その効果にはまったく変化することはない。

③担がん患者が外科的療法や放射線療法によって、一時的に完治したと想定される状態であっても、そのように想定されたがんが、その後になって再発することを憂慮して再発を予防することを目的とする場合

基準的な沃化脂乳液の1日量200～300mlを何らかの方法で日常的に摂取し続ける。この場合も上述のように、3週間飲用すれば1週間は中止するようにして飲用を継続することが望ましい。そして、甲状腺・肝臓・腎臓などに機能不全を持つ担がん患者の場合は、血中ヨード量をあわせて検査することが望ましい。

4. 基準的な沃化脂乳液を使用する場合の想定される治療効果

治験的な治療方法の治療効果の判断は、大量の治験治療例を施行し、その大量の施行例の結果を総合的に判断しなければ、その治験的な治療効果を統計的に判断することはできない。

筆者はがん治療の専門医ではなく、一般的な一人の臨床医として、がん疾患の治験治療として基準的な沃化脂乳液による極めて少数の治験的な治療例を経験しているだけで、大量の治験治療例を経験できる立場にはなく、基準的な沃化脂乳液を利用する治験的な治療効果を統計的に確認して記述できるような立場にはない。

したがって、基準的な沃化脂乳液による治療効果は、筆者が現在までに経験した少数の治験治療例から推定し、また、有糸分裂に関する基本的な原理原則の細胞生理学的で組織生理学的な原理原則にしたがって、その治療効果を項目別に想定してみることにする。

①細胞生理学的な原則によれば、基準的な沃化脂乳液によるがん治療を開始しても開始して1ヵ年以内は、その治療効果を期待することはまったくできないものと考えられる。

すなわち、成熟要因の促進効果を拒否することによって成熟能力を喪失しているがんの幹細胞が、基準的な沃化脂乳液を利用する治療方法を施行して、その喪失した成熟能力を回復することができるとしても、総てのがんの幹細胞が、即座に、回復することはありえない。基準的な沃化脂乳液によるがん治療を開始して、成熟能力を回復するためにはかならず一定の準備期間が必要であると考えられる。

たとえば、基準的な沃化脂乳液による治療を開始して一定の準備期間を経過して、一部のがんの幹細胞の成熟能力が回復できたとしても、その一定の準備期間を経過した後、成熟能力を回復した一部の幹細胞が、成熟型の有糸分裂を数回繰り返して成熟し切った終末細胞にまで細胞成熟するまでには、細胞生理学的に約3ヵ月の期間を必要とし、また、それらの終末細胞がかぎられたそれぞれの細胞寿命を終焉して自己消滅するまでにはさらに約3ヵ月の期間を必要とするのである。

したがって、基準的な沃化脂乳液を利用するがん治療を開始して一定の準備期間を経過した後、成熟能力を喪失していたがんの幹細胞のごく一部の幹細胞が、成熟能力を回復できたとしても、それ以外の大部分の幹細胞は成熟能力を喪失したままで、自己増殖し続けるのである。ゆえに、1ヵ年以内に死亡するような進行性のがん疾患で、末期状態の担がん患者の場合には、基準的な沃化脂乳液を利用するがん治療を開始したとしても、その根治的な治療効果を期待することはまったくできないのである。

つまり、基準的な沃化脂乳液を利用する治療効果を達成するためには、少なくとも1年以上は延命できるような状態の担がん患者でなければならない。

そのような延命効果を保持するために、一般的に従来から広く施行されている抗がん剤療法や、免疫療法などの細胞破壊的で組織懲罰的な治療方法を利用して、1年以上の延命効果を保持しながら、基準的な沃化脂乳液による治療方法を継続し続ける必要があるものと考えられる。

②筆者が経験した少数の治験的な治療例によれば、基準的な沃化脂乳液によるがん治療を開始して、末期状態の担がん患者の場合、１ヵ年以内ではがん性の悪腋質によって衰弱死する場合もありえる。

しかしながら、基準的な沃化脂乳液によるがん治療を継続して、１年間以上も生存し続けている担がん患者の場合は、その後、がん腫瘍を保有したままでもがん性の悪腋質によって直接的に衰弱死する可能性は低下するものと想定される。

③また筆者が経験した少数の治験治療例によれば、基準的な沃化脂乳液によるがん治療を開始してがん発生臓器の致命的な機能不全や異常出血もなく２年間以上も生存している担がん患者の場合、腫瘍マーカーの数値が正常になった後、そのがん組織の一部に繊維細胞化している症例があった。

そのようにがん組織体の一部が繊維細胞化しているような場合の担がん患者は、そのようながん組織体を保有したままでも、その経過中にがん死するような可能性は確かに低下するものと想定される。

しかしながら、このような症例の総ては、少数の治験治療例の中で確認されている現象であって、大量の治験治療例に基づいて統計的に確認されたものではない。

④基準的な沃化脂乳液によるがん治療を開始して、がん組織の発生した臓器組織体に致命的な機能不全もなく４年間以上も生存し続けている担がん患者の中には、そのがん組織体は完全に繊維細胞化して瘢痕化状態になる現象が観察された。

たとえば、基準的な沃化脂乳液を利用して具体的に観察できた治験治療例として、声門付近の喉頭がんを放射線療法で治療した患者の場合、その喉頭がんの再発を予防するために基準的な沃化脂乳液によるがん治療を開始した。

そしてその２年後、その声帯付近に扁平上皮細胞の終末細胞の集団と想定されるような白斑が発生した。４年後、その白斑が完全に欠落した後、潰瘍化して軽度の発声障害を残した。

しかしながら、その経過中に、喉頭がん組織が転移することもなく、また、がん性の悪疫質による全身衰弱もなく極めて健全でまったく元気な全身状態を維持し続けるという喉頭がんの通常的な再発経過とはまったく異なった経過を確認することができた。

この場合、基準的な沃化脂乳液を飲用することによって、喉頭がんの再発からは完全に決別することができたと想定される症例である。

この他にも、がん組織の発生臓器に致命的な機能不全や異常出血を起こすこともなく、基準的な沃化脂乳液を４年以上も飲用し続けることができた場合、腫瘍マーカーの数値が正常になった後、極めて健全な全身状態を維持しながら、がん組織体が完全に瘢痕化して治癒したものと想定される症例を経験している。

しかしながら、このように想定される治験症例は、少数の治験的な治療例の中で確認された症例であって、大量の臨床例に基づいて、臨床的に統計上確認されたものではない。

以上４項目にわたって、少数の組織修復的な治験治療例の中から、基準的な沃化脂乳液によるがん治療の治療効果を想定して記述したが、これらの基準的な沃化脂乳液を利用する治験的な治療例は、総ての場合、担がん患者の延命効果を期待して、細胞化学的な抗がん剤療法や細胞免疫学的な免疫療法による細胞破壊的な従来からの一般的な治療方法と併用して実施された治験治療の場合の治療効果である。

したがって、筆者が提案する基準的な沃化脂乳液による細胞修復的で組織修復的な治療方法によって一定の治療効果があったとしても、抗がん剤療法や免疫療法による細胞破壊的な治療概念だけに執着している多くの一般臨床医にとって、そのような基準的な沃化脂乳液による組織修復的な治療効果が、がん疾患に対処する特定された治療効果として、区別して判断する臨床医はまったく存在していないのである。

このような基準的な沃化脂乳液による治療方法は、がん組織体に対して、細胞破壊的で組織懲罰的な治療概念に基づく従来通りの治療方法ではなく、細胞修復的で組織修復的な新しい治療概念に基づくまったく新しい治療方法であって、がん腫瘍が発生した臓器組織体に特に致命的な機能不全や異常出血を起こすこともなく１年以上も継続して治療できた場合にかぎって、可能性として、根治的な治療効果を想定することのできるまったく新しい治療方法である。

そして、この基準的な沃化脂乳液による細胞修復的で組織修復的な治療方法は、後述するように副作用の発生がほとんど考えられない極めて安全な治療方法であって、また、延命効果を目的とするがん疾患に対処する細胞破壊的で組織懲罰的な治療方法と併用して実行したとしても、それらの治療経過にはまったく障害を来たすことのないまったく安全な治療方法である。

したがって、従来から実行され施行されている延命効果を目的とした一般的な細胞破壊的で組織懲罰的な治療方法と併用して、ぜひ、基準的な沃化脂乳液を利用する細胞修復的で組織修復的な治療方法を、根治的な効果が期待できる可能性のある極めて安全な治験治療として併用して実行していただきたいと期待するものである。

5. 基準的な沃化脂乳液を使用する場合の副作用

消化酵素の酵素効力を潜効体の形態にするには、水銀、砒素、カドミュームなどの重金属イオンを利用する方法が考えられるが、生体内で重金属を利用することは避けなければならない。

したがって、安全な形態で、消化酵素の酵素効力を潜効体の形態にするためには、ヨード、オスニューム、アンチモンなどの特殊な活性イオン効果を利用しなければならない。

レントゲン検査で血管撮影する場合では大量の沃素化合物を造影剤として使用しているが、Ｘ線照射でフィルムに映像撮影できるような大量の沃素化合物を摂取しても、それらの沃素化合物は極めて短期間に完全に排出されるので、沃素元素そのものは、甲状腺に関係した特殊な疾患の場合を除外して、生体内では基本的に特に有害な元素ではない。

したがって、消化酵素の酵素効力を潜効体の形態にするために、とりあえず、現在の一般市場で簡単に入手できる含嗽用のポヴィドンヨード液（商品名：イソジンガーグルなど）の活性ヨード・イオンを利用する場合を考え、その含嗽用のポヴィドンヨード液を利用する場合の副作用の可能性について知られている範囲内で記述することにする。

ポヴィドンヨード液は極めて安全な消毒剤として広く一般的に使用され、臨床的な分野では含嗽用・塗布用・洗浄用の消毒剤として広く使用されている。

極めて稀な例として、活性ヨード・イオンによる過敏症状として急性のアレルギー性の副作用を来たす希有な例も考えられるが、一度、含嗽用のポヴィドンヨード液を指定された方法で含嗽することによってその副作用の有無を簡単に検査することができる。

大量に活性のヨード・イオンを服用することによって急性の腎不全を来たす可能性が考えられる最低の服用量は、市販されている含嗽用ポヴィドンヨード液の原液の場合、約 200ml 以上の原液量であり、この原液量のヨード・イオン量はポヴィドンヨード体 1 万 4000mg 以上に相当し、100ml の無調整牛乳に一滴の含嗽用ポヴィドンヨード液の原液を付加した基準的な沃化脂乳液に換算して、約 47 万 ml 以上の大量の基準的な沃化脂乳液に相当するのである。

毎日、連続服用して慢性の腎不全を来たす可能性が考えられる最低の一日量は、含嗽用ポヴィドンヨード液の原液の約 20ml であり、このヨード・イオン量はポヴィドンヨード体 1400mg に相当し、基準的な沃化脂乳液に換算して、約 4 万 7000ml 以上の大量の液量に相当するである。

また妊婦の胎児に障害を来たす可能性が考えられる最低の一日量は、含嗽用ポヴィドンヨード液の原液約 2ml 以上であり、このヨード・イオン量はポヴィドンヨード体 140mg 以上に相当し、基準的な沃化脂液に換算して、約 4700ml 以上の基準的な沃化脂乳液量に相当するである。

市販されている含嗽用ポヴィドンヨード液 1 ml には、ポヴィドンヨード体を 70mg 含有している（実質ヨード体の 7mg に相当する）、したがって、基準な沃化脂乳液 100ml には、ポヴィドンヨード体を約 3mg 含有している（実質ヨード体の 0.3mg に相当する）。

このような含有量から考慮して、さらに妊婦の胎児に及ぼす影響も考慮したとしても、600ml 以下の基準的な沃化脂乳量を毎日連続して飲用したとしても、重大な副作用が発生することは考えられない。

したがって、担がん患者が一般成人である場合、毎日600ml以下の基準的な沃化脂乳液量を毎日連続して服用したとしても、重大な副作用の発生はまったく考えられないのである。

筆者が実施した治験治療例に依れば、基準的な沃化脂乳液100ml以上を連続して服用した場合、血液中の含有ヨード量は、計測誤差の範囲内で一時的に連用前よりいくぶん上昇する場合もあったが、毎日、基準的な沃化脂乳液600mlを連続して服用した場合でも、血液中の含有ヨード量が一時的に上昇する場合があってもかならず正常値に復元して、異常蓄積して正常値を超えるような事例はまったく経験しなかったのである。

しかしながら、甲状腺、肝臓、腎臓などの機能不全を持つ患者の場合は、該当する臨床諸検査にあわせて血中ヨード量を定量検査することが望ましい。

6. 担がん患者が沃化脂乳液によるがん治療を希望する場合

外科的療法や放射線療法によってがん組織体を完全に排除できない担がん患者の場合、細胞化学的な抗がん剤療法や細胞免疫学的な免疫療法などのがん細胞に対する細胞破壊的ながん治療を受けているはずである。

このような細胞破壊的な治療方法は、根治的な治療効果はないにしても、確かに延命効果を期待することができる。

したがって、一般の担がん患者が基準的な沃化脂乳液を利用する根治的な治療目的を達成するためには、従来から施行されている組織懲罰的な治療方法に依存して、1年以上の延命効果を保持していなければならない。

しかしながら、延命効果のある組織懲罰的な治療を担当している主治医に対して、基準的な沃化脂乳液による組織修復的な治療方法を希望したとしても、現在時点においては、そのような基準的な沃化脂乳液を利用する細胞修復的で組織修復的な治療概念を、実際に治療効果が想定できる治療概念として理解しているがん治療の専門医はまったく存在していないのである。

したがって、そのようながん治療の専門医によって、基準的な沃化脂乳液を利用する治験的な治療方法が実際に実行されることは事実上ありえない。

筆者の論文を特に熟読した特定された極めて少数の細胞組織学者を除外して、日本のがん治療の専門医にかぎらず、世界中の権威ある専門医の中で、細胞生理学的に、また組織生理学的に最も重要で極めて基本的な原理原則である「二形式の有糸分裂に関する基本的な原理原則」について、その基本的な原理原則を充分に理解して基本的な概念として受け入れることのできるがん治療の専門医は、現在時点ではまったく存在していないのである。

そのような専門医に対して、有糸分裂に関する原理原則の基本概念を具体的に説明したとしても、縄文人に大地は丸い地球体であることを説明するようなもので、従来からの細胞破壊的で組織懲罰的な治療概念だけに執着し固執している権威ある専門医達には、まったく受け入れられるような状況ではない。

しかしながら、がん疾患の本質的で根治的な治療方法を開発するためには、従来からの細胞破壊的で組織懲罰的な治療概念から「二形式の有糸分裂に関する基本的な原理原則」に基づいた細胞修復的で組織修復的な治療概念に、がん疾患に対する治療概念そのものを完全に変革しなければならないのである。

そして、できるだけ近い将来、筆者の提案するポヴィドンヨードを利用する基準的な沃化脂乳液による治験的な治療方法だけにかぎらず、「二形式の有糸分裂に関する基本的な原理原則」に基づいた本質的なあらゆる治験的な治療方法を検索して、細胞修復的で組織修復的な新しい治療方法を具体的な治療方法として開発しなければならないのである。

しかしながら、以上記述したような細胞修復的で組織修復的な治療概念がまったく考慮されていない現在時点においては、沃化脂乳液を利用する細胞修復的で組織修復的な治療方法が、根治的な治療効果の可能性が期待される治験的な治療方法として、実際に実施され実行される可能性はまったくないものと考えられるのである。

したがって、一般の担がん患者が、筆者が提案する沃化脂乳液による細胞修復的で組織修復的な治療方法を治療担当の主治医に希望したとしても、その治療担当の主治医にとって、筆者の提案する基準的な沃化脂乳液による組織修復的な治療方法は、巷に伝えられるような医学的根拠のない通俗的ながん治療法の一種であるものと判断されて、従来の細胞破壊的で組織懲罰的な治療概念に固執する治療担当の主治医によって、基準的な沃化脂乳液を利用する細胞修復的で組織修復的ながん治療を受けることは事実上まったく不可能であると考えられるのである。

また、一般の治療機関で従来通りの細胞破壊的で組織懲罰的な治療方法を受けている担がん患者が、沃化脂乳液による組織修復的な治験治療を希望するとすれば、その担がん患者自身が、筆者の記述する論文や参考文献を充分に熟読して、基準的な沃化脂乳液を利用する治験治療を実施すれば、組織修復的にその有効性が想定されているとしても、その治療効果がいまだ統計的には充分に確認されていない治験的な治療方法であることを充分に認識していなければならない。

そして、細胞破壊的で組織懲罰的な従来通りの治療方法と、基準的な沃化脂乳液による組織修復的な治療方法とを併用して、少なくとも1年以上は延命できた場合、可能性として根治的な治療効果を達成することができるとすれば僥倖であると認識できるような担がん患者でなければならない。

現時点においては、そのように自己認識することのできた担がん患者自身が、沃化脂乳液による治験的ながん治療を実行するためには、基準的な沃化脂乳液による具体的な治療方法を本書または参考文献から読み取って、担当主治医の治療概念とは関係なく、自己責任の元で基準的な沃化脂乳液による組織修復的な治療方法を自己療法として治験的に実行する以外に方法はないのである。

この場合、主治医の持つ治療概念を考慮して、その主治医の内諾を執るか執らないかは、担がん患者自身の自己責任で決定しなければならない。

7. 結語

筆者の記述する「二形式の糸分裂有に関する基本的な原理原則」（巻末の「参考文献）参照）によれば、あらゆる臓器組織の細胞組織体の内部で運営される有糸分裂は、基本的な転写型とその基本型から形式変換された成熟型とのたがいに拮抗的な二形式の有糸分裂活動がたがいに適切に運営されることによって、それぞれの機能的な臓器組織体は、三胚葉のそれぞれの胚葉から正常に胎生学的に細胞分化され組織分化されて、それぞれの正常な機能組織体として組織構成されているのである。

一方、異常な細胞組織体であるがん組織体が異常形成される場合は、特定の未熟な幹細胞が、成熟要因の促進効果を拒否する特殊な機能欠陥を持ったという異常事態によって、成熟型に形式変換されない異常な転写型の有糸分裂活動が、成熟要因の促進効果が完全に支配している一般の機能組織体の内部で、場違いに異常運営されるようになったのが原因で異常ながん組織体が異常形成されているのである。

このように場違いな場所に運営される異常な転写型の有糸分裂活動は、形態的に不等性の転写型の有糸分裂と判断される異常な転写型の有糸分裂であるが、その詳細な記述論文は参考文献を参照していただきたい。

このような場違いな場所に異常発生した不等性の転写型の有糸分裂活動が異常運営されることによって、異常な細胞組織体であるがん組織体もまた、有糸分裂に関する基本的な原理原則に基づいて、場違いな場所に異常な自己自立性と自己存続性とを獲得した細胞組織体として異常形成されているのである。

したがって、成熟要因の促進効果を拒否するがんの幹細胞の機能欠陥を、拒否しないで正常に受理するような正常な幹細胞の正常な細胞機能に修復し、場違いに運営される異常な不等性転写型の有糸分裂を正統で正常な成熟型の有糸分裂に修復することによって、場違いな場所に発生した異常な細胞組織体であるがん組織体を正常な組織形態に修復することができれば、「二形式有糸分裂に関する基本的な原理原則」に基づいて、がん組織体という異常な細胞組織体は、その獲得していた組織学的な自己自立性や自己存続性を完全に喪失するのである。

その結果、その異常発生した場違いな場所で、がん組織体という異常な細胞組織体は、かならず「二形式の有糸分裂に関する基本的な原理原則」に基づいて、組織生理学的に自己消滅しなければならないのである。

「二形式の有糸分裂に関する基本的な原理原則」によれば、あらゆる正常な臓器組織体の機能細胞に特有なそれぞれの細胞機能は、細胞成熟し切った終末細胞である機能細胞にだけ顕著に顕在化されているのであって、その根源細胞である最も未熟な幹細胞には、潜在化された細胞機能として組み込まれているだけであって、まったく顕在化されて表現されてはいないのである。

この未熟な幹細胞に潜在化されて組み込まれている細胞機能は、成熟型の有糸分裂活動によって、完全に成熟し切った終末細胞である機能細胞にまで細胞成熟した時、その潜在化されていた細胞機能は、顕著な細胞機能としてその完全に細胞成熟した機能細胞に顕在化されて機能するのである。

たとえば、脳神経組織の場合、その脳神経細胞に特有な細胞機能は、完全に細胞成熟した終末細胞である機能的な脳神経細胞において特有な細胞機能として組み込まれているのであって、脳神経細胞の根源細胞である最も未熟な幹細胞には、その細胞機能は潜在的に組み込まれているだけであって顕著で顕在化され機能化してはいないのである。

この最も未熟な幹細胞に組み込まれた潜在的な細胞機能は、その未熟な幹細胞が成熟型の有糸分裂を繰り返して完全に細胞成熟した機能的な脳神経細胞にまで細胞成熟した時に、顕著に顕在化した脳神経細胞の細胞機能としてその完全に細胞成熟した脳神経細胞に表現されて機能化しているのである。

したがって、がん組織体の場合でも、がん細胞に顕著化されているがん細胞に特有な細胞特性（腫瘍マーカー）は、成熟した成熟型のがん細胞にだけに顕著化されて表示されているのであって、成熟要因を拒否することによってまったく細胞成熟していない非成熟型の最も未熟ながんの幹細胞には顕在化されることなく、まったく表現されてはいないのである。

がん組織体の99.9％以上を占有する細胞成熟したがん細胞に顕在化されているがん細胞の細胞特性を細胞破壊の破壊目標にして、化学療法や免疫療法などの先端的な治療方法によって、そのような細胞成熟した成熟型のがん細胞に対して細胞破壊的ながん治療を行ってがん組織体の 99.9％ 以上を消滅させたとしても、0.1％以下の希少な存在であっても、がん細胞の細胞特性がまったく顕在化されていない最も未熟ながんの幹細胞はまったく細胞破壊されずにかならず残存しているのである。

この細胞破壊されずに残存しているわずか 0.1％ 以下の存在であっても、まったく細胞成熟していない最も未熟ながんの幹細胞が、がん組織体の根源細胞として場違いで異常な転写型の有糸分裂（＝不等性転写型）の有糸分裂

（詳細は第 4 章で後述）を秘かに運営することによって、組織学的な自己自立性と自己存続性を確保しながら、99.9％ の細胞破壊されていた成熟型のがん細胞は次第次第に補充されて、99.9％ 消滅していたがん組織体は、ふたたび元の完全な組織形態に復元するのである。

したがって、本書で繰り返して記述しているように、異常ながん組織体を組織生理学的に完全に根絶させるためには、従来から定着しているがん疾患に対する細胞破壊的で組織懲罰的な治療概念そのものを、成熟要因の促進効果を拒否するがんの幹細胞の異常な機能欠陥を拒否しないで正常に受理することにできる、正常な幹細胞の正常な細胞機能に修復することによって、場違いな場所に発生した異常な不等性転写型の有糸分裂を、正統で正常な成熟型の有糸分裂に復元して修復することを治療目的とした「二形式の有糸分裂に関する基本的な原理原則」に基づいた細胞生理学的で組織生理学的な新しい治療概念に、その治療概念そのものを根本的に概念転換しなければならないのである。

そして、そのような治療概念で想定される治療方法の中から、一般人であっても実行可能であって、副作用の考えられない極めて安全な治療方法の具体的な一例として、また、臨床的な治療費を負担することのない自己療法の一例として、筆者は、基準的な沃化脂乳液を利用する治験的な治療方法を提案しているのである。

第４章
追加補筆　不等性転写型の有糸分裂について

前章では、細胞生理学的にまた、組織生理学的に極めて重要な原理原則である「二形式の有糸分裂に関する基本的な原理原則」(Fundamental physio-mitotic theory)に基づいたがんの幹細胞(Cancer stem cell)に対処する新しい治療概念に関する具体的な治療方法の一例として、基準的な沃化脂乳液を利用する治験的な治療方法を記述した。

そして、一般の社会人にもできるだけ理解していただけるように、その記述内容に関して、細胞組織学的な概念をまったく考えることのない一般の社会人にはとうてい理解できないような特定の理論原理はできるだけ回避して記述しているので、その記述内容は、一般の社会人にもある程度理解されるものと期待している。

しかしながら、がん疾患の治療実務に携わりながらも細胞生理学や組織生理学に特に造詣の深い特定の専門医たちにとっては、それぞれの造詣の深い研究分野の専門家として、納得して受け入れることのできない疑問点が多々あるものと考えられる。したがって、「二形式の有糸分裂に関する基本的な原理原則」に関係した新しい見解を記述している執筆者として、そのような疑問点をできるだけ解消するために２項目の追加加筆(第４章、第５章)、すなわち、不等性転写型(Duplication type)の有糸分裂(Hetero-duplication mitosis)についての追加加筆と、三胚葉の形成に由来して形成される転写要因と成熟要因のそれぞれの促進効果の形成についての追加加筆を記述することにした。

この２項目の追加加筆の記述内容は一般の社会人には充分に理解できない記述内容かも知れないが、その２項目の記述内容を追加して加筆することによって、特定分野の専門家たちにも広く、有糸分裂に関する基本的な原理原則に関連して本書が記述する記述内容の趣旨がさらに一層理解して戴けるものと期待している。

さらに加えてご納得できない疑問点に関しては、末巻に記載した17編の参考文献を論文請求して戴きたい。そして、それらの17編の英文論文を参考文献として熟読していただくことによって、この度、本書の記述する「二形式の有糸分裂に関する基本的な原理原則」に関係したがん組織体の根源細胞であるがんの幹細胞に対処する新しい治療概念をできるだけ理解して戴きたいと期待している次第である。

1. がん組織内で運営される成熟型有糸分裂の存在

がん組織体の根源細胞である未熟な幹細胞（Cancer stem cell）が、成熟要因の促進効果を受理せずに拒否する極めて異常な細胞特性を持ったために、成熟要因の促進効果が完全に支配している一般の臓器組織体の内部で、成熟型（Maturation type）に形式変換されない異常な転写型の有糸分裂を場違いに運営することになった。

その場違いな転写型の有糸分裂が運営されることによって、場違いな場所に組織学的な自己自立性（Histological identity）と自己存続性（Histological continuity）を獲得した異常ながん組織体が異常形成されているのである。

したがって、がん組織体の内部で運営される有糸分裂は、成熟要因を受理せずに拒否するために発生した場違いな転写型の有糸分裂だけが運営されていなければならないはずである。

がん組織体の内部で運営される有糸分裂が総て転写型の有糸分裂だけであるとするならば、そのがん組織体の組織学的な形態は、その転写型の有糸分裂で自己増殖された最も未熟な幹細胞だけで組織構成されている同一の細胞位相で形成される共通細胞位相の細胞組織体（Uni-cellphase organization）でなければならないのである。

しかしながら、実際のがん組織体の細胞組織体は、最も未熟な幹細胞だけで組織構成されている同一共通細胞位相の細胞組織体ではなく、完全に細胞成熟したがん細胞や成熟途上の未熟ながん細胞などがまったく無秩序に混在して組織形成されている多細胞位相の細胞組織体（Multi-cellphase organization）で組織構成されている。

がん組織体を組織構成する総ての組織細胞が、成熟途上のいろいろな細胞位相のがん細胞で組織構成されている多細胞位相の細胞組織体であるとすれば、そのがん組織体細胞はかならず細胞交替を運営していなければならないのである。

そして、その多細胞位相で組織形成されているがん組織体の内部では、転写型の有糸分裂と共にかならず成熟型の有糸分裂が運営されていなければならないのである。

がん組織体の内部で、転写型の有糸分と共に成熟型の有糸分裂が運営されるためには、そのがん組織体の内部に、正常な臓器組織体である小腸粘膜上皮組織の腸腺陰窩部（Gland crypt）のような有糸分裂制御機構（Mitotic regulatory mechanism）が設定され、その腸腺陰窩部の最底部分の転写拠点（Duplication areas=Stem cell niche）や、側面部分の成熟促進地域帯（Maturation zones）が設定されていなければならないのである。

しかしながら、実際のがん組織の細胞組織体はまったく無秩序な細胞組織体であって、転写拠点や成熟促進地域帯などで組織構成されている有糸分裂制御機構のような特定の細胞組織学的機構はまったく設定されていないのである。

このように有糸分裂制御機構のような特定の細胞組織学的機構がまったく設定されていない無秩序ながん組織体の内部で、転写型から形式変換された成熟型の有糸分裂が運営されるためには次のような条件が必要である。すなわち、成熟要因の促進効果を拒否することによって成熟型に形式変換されないままで、場違いな場所に異常発生した転写型の有糸分裂は、その成熟要因の促進効果を拒否しながら運営されている分裂活動自身の中から、成熟要因の促進効果を受理する成熟型の有糸分裂を形成することのできるような、特殊な形態の転写型の有糸分裂でなければならないことである。

2．がん組織内で運営される不等性転写型有糸分裂の形成

前述しているように、がん細胞が成熟要因の促進効果を拒否する特殊な細胞特性を獲得するようになった原因は、がん細胞の細胞膜の受領体が受理した成熟要因の促進効果を細胞核の核構造に伝達させる原形質内の有糸分裂成熟促進機構（Mitotic maturation promoting system）の伝達機構に伝達障害をきたしたのが原因である。

この有糸分裂成熟促進機構の伝達機構に伝達障害をきたした原因は、前項でも記したように、細胞原形質内で機能している有糸分裂成熟促進機構に異常付着物が付着したのが原因であると考えられるのである。

有糸分裂の基本的な原則として、あらゆる種類の細胞が有糸分裂を運営す

る場合、本質的な細胞核の核構造体はまったく同じ２個の本質的な核構造体に分割分離されなければならないのである。

本質的な細胞核の核構造体がまったく同じ２個の本質的な核構造体に分割分離されないような異常な有糸分列は、有糸分裂の基本的な原理原則として、有糸分裂の形態として成立することができないので、その有糸分列を運営している細胞自身が細胞消滅しなければならないのである。

そして、本質的な細胞核の核構造が２個のまったく同じ本質的な核構造に分割分離されるのと同じように、本質的な細胞原形質内の原形質構造体もまた、本質的な原形質構造体として、２個のまったく同じ本質的な原形質構造体に分割分離されなければならないのである。

しかしながら、がんの幹細胞の場合、異常付着物が異常付着して伝達障害を持った有糸分裂成熟促進機構は、細胞原形質内の原形質構造体として、完全に本質的な原形質構造体ではありえない。

したがって、異常付着物が異常付着し伝達障害を持って本質的な原形質構造体ではありえない有糸分裂成熟促進機構が２個の有糸分裂成熟促進機構に分裂する場合は、本質的な細胞核の核構造が２個のまったく同じ本質的な核構造に分裂する場合とは異なって、２個のまったく同じ本質的ではない有糸分裂成熟促進機構に分割分裂されなくても、そのような有糸分列は、有糸分裂の形態として成立することができるものと考えられるのである。

すなわち、異常付着物が付着して伝達障害のある有糸分裂成熟促進機構を持ったがんの幹細胞が運営する転写型の有糸分裂に際して、異常付着物が付着して伝達障害を持った有糸分裂成熟促進機構は、同じように異常付着物が付着して伝達障害を持った有糸分裂成熟促進機構と、他方、異常付着物が付着していない正常な伝達機能を持った有糸分裂成熟促進機構との、たがいに異なった２個の有糸分裂成熟促進機構に分割されるのである。

すなわち、細胞原形質内に異常付着物が付着し伝達障害を持った有糸分裂成熟促進機構を持っている成熟要因の促進効果を拒否するがんの幹細胞の有糸分裂の場合は、母幹細胞とまったく同じ異常付着物が付着している有糸分裂成熟促進機構を持つ娘幹細胞と、母幹細胞とは異なって、異常付着物が付着していない正常な有糸分裂成熟促進機構を持つ娘幹細胞との、まったく異

【図5】不等性の転写型有糸分裂

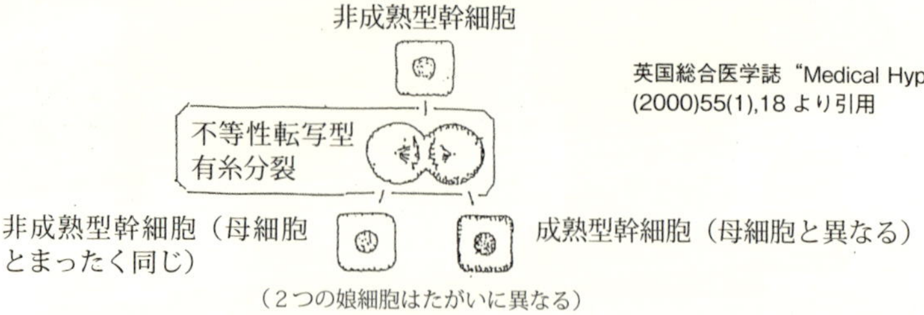

英国総合医学誌"Medical Hypotheses"
(2000)55(1),18 より引用

【図6】不等性の転写型有糸分裂の継続とがん組織の構造的最小単位
（潜伏型のがん組織）

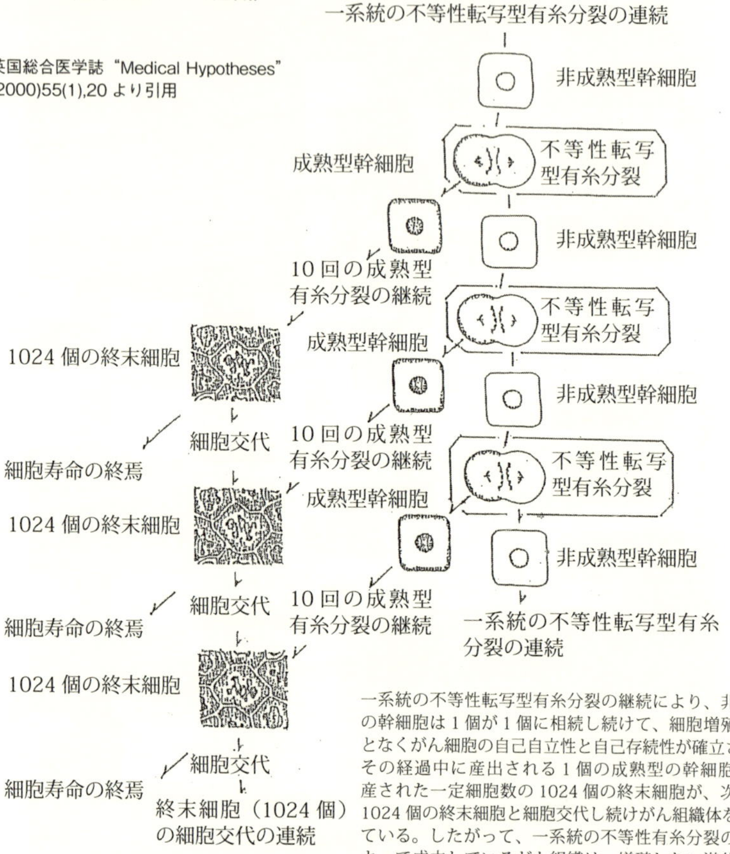

英国総合医学誌"Medical Hypotheses"
(2000)55(1),20 より引用

一系統の不等性転写型有糸分裂の継続により、非成熟型の幹細胞は1個が1個に相続し続けて、細胞増殖することなくがん細胞の自己自立性と自己存続性が確立される。その経過中に産出される1個の成熟型の幹細胞から生産された一定細胞数の1024個の終末細胞が、次世代の1024個の終末細胞と細胞交代し続けがん組織体を形成している。したがって、一系統の不等性有糸分裂の継続によって成立しているがん組織は、増殖しない潜伏型のがん組織である。

なった２個の娘幹細胞に分裂して産出されるのである。

したがって、成熟要因の促進効果を拒否する非成熟型のがんの幹細胞が、成熟要因の促進効果が完全に支配している場所で、その成熟要因の促進効果を拒否しながら運営している特殊な転写型有糸分裂の形態は、促進効果を拒否する非成熟型の娘幹細胞と、促進効果を拒否しないで受理する成熟型の娘幹細胞との、たがいに異なった２個の娘幹細胞を産出する極めて特殊な転写型有糸分裂の形態でなければならない。

筆者は、この特殊な転写型の有糸分裂を不等性の転写型糸分裂（ Hetero-duplication mitosis）（図 5）と名付けることにした。

このようなまったく特殊な形態の不等性の転写型有糸分裂が、がん組織体の内部で運営していなければ、転写拠点や成熟促進地域帯のような特定の有糸分裂制御機構を持たないで、組織学的にまったく無構造で無秩序な組織構造体であるがん腫瘍の細胞組織体が、転写型の有糸分裂活動に由来する組織学的な自己自立性と自己存続性を確保しながら、同時に、成熟型の有糸分裂活動に由来する多細胞位相体の細胞組織体を形成しながら、細胞交替を運営し続けることはできないのである。

したがって、組織学的な自己自立性と自己存続性を完全に確保しながら細胞交替を運営し続けたがん組織体の細胞組織体にとって、促進効果を拒否する非成熟型の娘幹細胞と、促進効果を拒否しないで受理する成熟型の娘幹細胞との、たがいに異なった２個の娘幹細胞を産出する特殊な不等性の転写型有糸分裂の存在は、がん組織体を組織形成するためには、極めて必然的な存在であって、必要不可欠な存在でなければならない。

（註）Asymmetrical cell division　不均等分裂

このがん組織体内で運営されるのに特有な不等性転写型の有糸分裂とまったく同様な形式の有糸分裂として、幹細胞の自己複製と不均等分裂（図 A P.72　不均等分裂：Asym-metrical cell division）という名称で、がん組織体の内部ではなく、正常な細胞組織体の内部で運営されていなければならないという理論が存在して容認されている。

しかしながら、正常な細胞組織体の内部では、転写拠点や成熟促進地域帯などの有糸分裂制御機構が完全に設定されているのであって、正常な細胞組織体の根源細胞である幹細胞は、「二形式の有糸分裂の基本的な原理原則」にしたがって、転写型と成熟型の二形式の有糸分裂を正当に運営することによって、その組織学的な自己自立性と自己存続性を完全に確保しながら、正常な細胞組織体を組織構成し続けているのである。

したがって、有糸分裂制御機構などがまったく設定されていないまったく無秩序ながん組織体の内部だけで運営されなければならない特殊な不等性転写型の有糸分裂と同様な形式の有糸分裂である幹細胞の自己複製と不均等分裂という特定の有糸分裂が、まったく無秩序ながん組織体の内部ではなく、幹細胞の転写拠点や成熟促進地域帯などの有糸分裂制御機構が完全に設定されている正常な細胞組織体の内部で運営されることはありえない。

【図A】不均等分裂（Asymmetrical cell division）

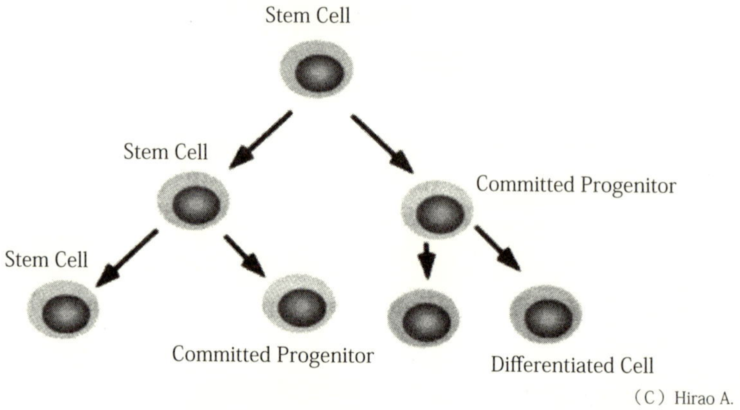

幹細胞の自己複製と不均等分裂

幹細胞は分裂すると、娘細胞の一方は幹細胞であり（自己複製）、他方は分化した前駆細胞（Committed Progenitor）になる。この不均等分裂によって、幹細胞のプールが枯渇しないように維持されている。

http://www.kanazawa-u.ac.jp/~ganken/hirao-hp/works2.html

以上記述した不等性の転写型有糸分裂は、後述のように、がん組織体の内部で運営される一回の不等性転写型の有糸分裂に際して、その不等性転写型の有糸分裂によって産出された一個の成熟型の娘幹細胞は、成熟要因の促進効果を受理することによって成立した成熟型の有糸分裂を繰り返して大量の成熟型のがん細胞を生産するのである。

したがって、一回の不等性転写型の有糸分裂に対して、それらの大量に生産された成熟型のがん細胞が運営する成熟型の有糸分裂は莫大な回数の成熟型の有糸分裂であって、そのような莫大な回数の成熟型有糸分裂の中で、ただの一回だけしか運営されない不等性の転写型有糸分裂を形態的に特定することはまったく不可能である。

したがって、この不等性の転写型有糸分裂の存在を形態的に立証して特定することはまったく不可能なことである。

しかしながら、組織学的な自己自立性と自己存続性を完全に確保しながら細胞交替を運営し続けるがん組織の細胞組織体にとって、この不等性の転写型有糸分裂の存在は極めて必然的な存在である。この不等性転写型有糸分裂による上述のようなまったく特殊な転写型有糸分裂の分裂形態がなければ、転写拠点や成熟促進地域帯などの特定の組織構造体を持たないまったく無秩序ながん組織体の内部で、成熟要因の促進効果を拒否しながら運営される転写型の有糸分裂から、成熟要因を受理する形式変換された成熟型の有糸分裂が形成されてがんの多細胞位相の細胞組織体が組織形成され、がん組織体の細胞交替が形成される経過を説明することができないのである。

3. 不等性転写型有糸分裂に由来するがん組織の実態

がん組織体の内部で、成熟要因の促進効果を拒否する１個の非成熟型幹細胞が、不等性の転写型有糸分裂を運営することによって、成熟要因の促進効果を拒否する１個の非成熟型の娘幹細胞と、成熟要因の促進効果を受理する１個の成熟型の娘幹細胞とをそれぞれに産出するのであるから、がん組織体の内部で、非成熟型の幹細胞が成熟要因の促進効果を拒否しながら不等性の転写型有糸分裂だけを継続して運営し続けるかぎり、１個の成熟要因の促進効果を拒否する非成熟型のがんの幹細胞は、ただ１個のまったく同じ非成熟型の娘幹細胞だけに相続され続けるのである。

したがって、非成熟型の幹細胞が不等性の転写型有糸分裂だけを継続して運営し続けるかぎり、その1個の非成熟型のがんの幹細胞自身が細胞増殖して、2個のまったく同じ非成熟型のがんの幹細胞に細胞増加することはありえない。

一方、同じ不等性の転写型有糸分裂で同時に産出された別の一個の、成熟要因の促進効果を受理する成熟型の娘幹細胞の方は、非成熟型の娘幹細胞とは異なって、成熟要因の促進効果を受理することによって成熟型の有糸分裂を繰り返して莫大な細胞数の細胞成熟した成熟型のがん細胞を産出するのである。

たとえば、10回の成熟型有糸分裂を繰り返せば、1024個の完全に細胞成熟した終末細胞が産出されるのである。

しかしながら、それら1024個の終末細胞は、さらに細胞分裂することのできない成熟し切った終末細胞として自己の細胞寿命を終焉して、次世代に産出された1024個の終末細胞と次々に細胞交替しながらことごとく自己消滅しなければならない。

すなわち、不等性の転写型有糸分裂を継続することによって、成熟要因の促進効果を拒否する1個の非成熟型のがんの幹細胞は、1個のまったく同じ非成熟型の娘幹細胞だけに相続し続け、細胞増殖することもなく、がん組織体の組織学的な自己自立性と自己存続性を確保し続けるのである。

そしてその間に、同じ不等性転写型有糸分裂によって同時に産出された成熟型の娘幹細胞の方は、成熟要因の促進効果を受理することによって、成熟型の有糸分裂を10回繰り返して、1024個の終末細胞を産出するが、その1024個の終末細胞は細胞分裂を継続することのできない終末細胞であって、1024個以上に増加することもなく1024個の大量の終末細胞として、がん組織体の大部分を組織構成し続けながら、次世代に産出される1024個の終末細胞と次々に細胞交替をしながら自己消滅するのである。

したがって、がん組織体全体の99.9％以上は、成熟型の有糸分裂によって生産された成熟型のがん細胞で組織構成されている。

一方、不等性の転写型有糸分裂を際限なく継続してがん組織の組織学的な自己自立性と自己存続性を確保し続けているがん組織の根源細胞である非成熟型のがんの幹細胞は 0.1％以下の極めてわずかな希少な存在に過ぎないのである。

そして、がん組織内で 1 個の非成熟型のがんの幹細胞が運営する 1 回の不等性転写型の有糸分裂に対して、莫大な回数の成熟型の有糸分裂が成熟型のがん細胞によって運営されて、がんの 99.9％以上を組織構成する多細胞位相の細胞組織体が組織形成されているのである。

4. がん組織の構造的最小単位

がん組織体の内部で、がん組織体の根源細胞であって成熟要因の促進効果を拒否する非成熟型の幹細胞が、不等性の転写型有糸分裂だけを継続して運営しているかぎり、1 個の非成熟型のがんの幹細胞が 1 個のまったく同じ非成熟型のがんの幹細胞だけに相続され続けているのであって、成熟要因の促進効果を拒否する非成熟型のがんの幹細胞自身はまったく細胞増殖することはない。

そして、1 個の非成熟型の幹細胞が、不等性の転写型有糸分裂を継続して、ただ 1 個の非成熟型の娘幹細胞だけに相続し続け、その間に、別に産出された 1 個の成熟型の幹細胞が運営する成熟型の有糸分裂によって細胞成熟して生産された 1024 個の終末細胞が、次世代に生産された 1024 個の終末細胞と細胞交替し続けているのである。

このように、1 個の非成熟型のがんの幹細胞が 1 個の非成熟型の娘幹細胞に相続し続ける一系統の不等性転写型有糸分裂の継続系統に由来して形成された成熟型の有糸分裂によって大量の成熟型のがん細胞が生産されている。

その大量の成熟型のがん細胞が成熟型の有糸分裂を運営して細胞成熟して大量の終末細胞が生産されるのである。

その生産された大量の終末細胞が次世代に生産された大量の終末細胞と細胞交替を継続しているのであって、その細胞交替を継続し続けている大量のがん細胞の細胞集団が、がん組織としての 1 個の構造的な最小単位（Structural units）を形成しているのである（図 6　P.70）。

この 1 個の非成熟型のがんの幹細胞に由来するがん組織の構造的最小単位

は、数千個の成熟型のがん細胞で形成されているが、その大きさは 0.1mm にも達しない細胞組織体であって、形態的には極めて小さな細胞組織体である。

そして、このようにして形成された極めて小さな構造的最小単位が大量に集合することによって、臨床的に診断されるがん組織体が組織形成されていのである。

しかしながら、がん組織体が細胞組織として発生し組織構成された当初のがん組織や、がんの幹細胞が遠隔の一般臓器に転移してがん組織を形成した当座の転移したがん組織体は、ただ 1 個の構造的最小単位のがん組織体であって、組織形態的にわずかに 0.1mm 以下の極めて微細ながん細胞の細胞集団に過ぎないのである。

したがって、がん組織体が細胞組織として発生した当座のがん組織体や、がんの幹細胞が遠隔の一般臓器に転移してがん組織体を形成した当座のがん細胞体の細胞集団であるただ 1 個だけの構造的最小単位であるわずか 0.1mm 以下の極めて微細ながん組織を、形態的に特定して臨床的に診断することはまったく不可能なことである。

このわずか 0.1mm 以下の構造的最小単位が増殖して 1000 個の最小単位に集合すれば、1mm の大きさのがん組織の細胞組織体になり、さらに、形態的に特定して診断できるような 1cm 以上の大きさのがん組織体に増殖するためには、100 万個以上の構造的最小単位が大量に増殖して集合したがん組織体でなければならない。

5. 非進行性の潜伏型がん組織

いずれにしても、1 個のがんの幹細胞が不等性転写型有糸分裂を運営して組織形成される 1 個のがんの構造的最小単位の細胞集団は、0.1mm 以下の極めて微細な細胞集団でなければならない。

その極めて微細な細胞集団である、がんの構造的最小単位の内部で、成熟要因の促進効果を拒否する 1 個の非成熟型のがんの幹細胞は、不等性の転写型有糸分裂を運営することによって、ただ 1 個の非成熟型のがんの幹細胞だけに相続され続けるのであって、その非成熟型のがんの幹細胞が、不等性の転写型有糸分裂だけを継続して運営し続けているかぎり、その成熟要因の促進効果を拒否する１個の非成熟型のがんの幹細胞自身は決して２個の非成熟型のがんの幹細胞に細胞増殖することはない。

その非成熟型のがんの幹細胞がまったく細胞増殖しなければ、１個の非成熟型のがんの幹細胞によって形成されるがんの構造的最小単位の数量もまた増加することはないのである。

そのように構造的最小単位の数量がまったく増加しないようながん組織体は、まったく組織増殖しないがん組織体であって、非進行性の潜伏型のがん組織でなければならないのである。

6. 進行性のがん組織

しかしながら、臨床的に診断して実証できるような現実のがん組織体の場合、それらのがん組織体は100万個以上の莫大な数量の構造的最小単位で組織構成されているのであって、臨床的に診断して実証できるような現実のがん組織体が、莫大な数量の構造的最小単位で組織構成されている以上、それらのがん組織体を組織構成しているがん組織体の構造的最小単位は、かならず、自己増殖し自己増加していなければならないのである。

したがって、何らかの原因で構造的最小単位が自己増殖することによって、潜伏型で非進行性であったがん組織体の多くが、進行性で悪性のがん組織体に変化して発展しているのである。

このような、がん組織の構造的最小単位が自己増殖して、非進行性の潜伏型であったがん組織体が進行性で悪性のがん組織に発展進化する経過について記述することにする。

がん細胞の細胞原形質内で機能している有糸分裂成熟促進機構に異常付着物が付着し、その異常付着物が付着した有糸分裂成熟促進機構は、本来の本質的な原形質構造体ではないために、細胞分裂に際してまったく同じ２個の有糸分裂成熟促進機構に分割できないのである。

したがって、有糸分裂に際して、その異常付着物が付着した有糸分裂成熟促進機構が、異常付着物の付着した異常な有糸分裂成熟促進機構と異常付着物が付着していない正常な有糸分裂成熟促進機構との異なった２個の有糸分

【図7】がん組織の構造的最小単位の分割増加
（不等性転写型有糸分裂の継続系統の分割増加＝進行性のがん組織）

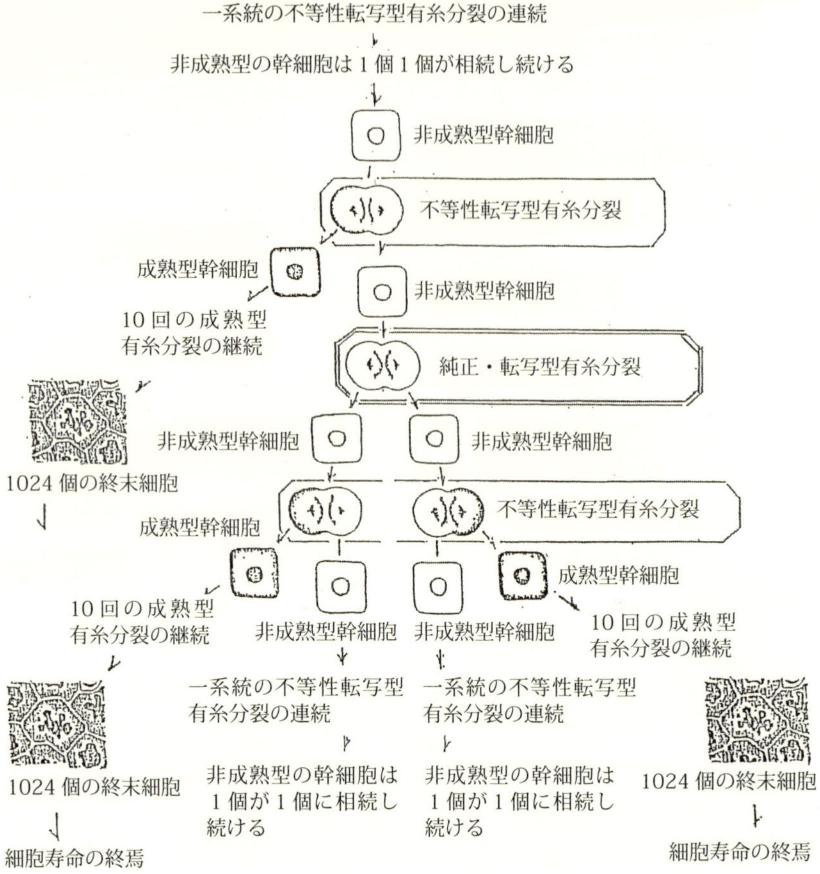

一系統の不等性転写型有糸分裂の継続系統が二系統に分割増加することによって、がん組織を組織構成する構造的最小単位もまた増加する結果、潜伏性のがんは新香旺盛のがんに変化するのである。

英国総合医学誌“Medical Hypotheses”(2000)55(1),21より引用

裂成熟促進機構に分割するために、不等性転写型の有糸分裂が形成されて運営されるものと考えられる。

しかしながら、異常付着物が付着し本質的な有糸分裂成熟促進機構でなかった有糸分裂成熟促進機構が、長期間、不等性の転写型（Duplication type）有糸分裂を継続している間に、次第次第に、細胞代謝副産物がさらに蓄積して有糸分裂成熟促進に付着して、本質的な有糸分裂成熟促進機構の形態に成長して変化した場合、その異常付着物がさらに付着した異常な有糸分裂成熟促進機構は、有糸分裂に際して、まったく同じ異常付着物が付着した２個の異常な有糸分裂成熟促進機構に分割分離することのできる本質的な有糸分裂成熟促進機構に成長するのである。異常付着物の付着した異常な有糸分裂成熟促進機構が、まったく同じ２個の異常付着物が付着した異常な有糸分裂成熟促進機構に分割するようになれば、今まで不等性の転写型有糸分裂を運営して、成熟要因の促進効果を拒否する非成熟型と成熟要因の促進効果を受理する成熟型との異なった２個の娘幹細胞を産出していた非成熟型のがんの幹細胞は、不等性の転写型有糸分裂の場合とは違って、まったく同じ２個の成熟要因の促進効果を拒否する非成熟型の娘幹細胞を産出する真性の本質的な転写型有糸分裂を運営するようになるのである。

このような経過で、不等性転写型有糸分裂が際限なく継続する継続系統の中で、時々、不等性ではない真性の本質的な転写型有糸分裂が運営されるようになって、まったく同じ２個の成熟要因の促進効果を拒否する非成熟型の娘幹細胞が産出されるようになれば、一系統の不等性転写型有糸分裂の連続が、時々、二系統に分割増加するのである（図７）。

そして、一系統の不等性転写型有糸分裂の継続系統に由来して形成されていたがん組織の１個の構造的最小単位もまた、２個の最小単位に分離分割して増加するのである。

その結果、がんの構造的最小単位で組織構成されているがんの細胞組織体は、その組織構成している構造的最小単位の数量が増加することによって、非進行性で潜伏型であったがん組織は増殖性で悪性のがん組織体に変化して発展するのである。

したがって、がん組織の構造的最小単位の内部で継続していた不等性転写型有糸分裂の継続系統の中で、時々発生する不等性ではない真性の本質的な転写型有糸分裂の発生頻度によって、がん組織体の組織増殖の増殖進行性が決定されるのである。

すなわち、がん組織体が増殖進行する進行程度は、不等性転写型有糸分裂が継続している継続系統の中で、時々発生する不等性ではない真性の本質的な転写型有糸分裂の発生頻度によって決定されるのである。

したがって、がん組織体の内部で運営される一般的な細胞分裂の総合的な分裂頻度の増減によって、そのがん組織体の増殖進行が単純に増減するのではない。

すなわち、がんの細胞組織体の内部で一般的に発生する総合的な細胞分裂の分裂頻度の増減にはまったく関係なく、不等性転写型有糸分裂が継続するその継続系統の中で時々発生する不等性ではない真性の本質的な転写型有糸分裂のその発生頻度が高ければ、そのがん組織体は高い増殖進行性を発揮する悪性のがん組織体に発達するのである。

反対に、不等性転写型有糸分裂が継続するその継続系統の中で真性の本質的な転写型有糸分裂がまったく発生しないような状態に成ったとすれば、そのような状態になったがん組織体は、まったく組織増殖することにない極めて良性のがん組織体になったものと考えられるのである。

7. 成熟型と非成熟型の二形式の幹細胞の細胞特性と根治的な治療概念

上述のように、がん組織全体は、莫大な数量の構造的最小単位によって、組織構成されている。

その1個の構造的最小単位の中で、一系統の不等性転写型有糸分裂の継続系統によって、1個の成熟要因の促進効果を拒否する非成熟型の幹細胞は1個の同じ非成熟型の娘幹細胞に際限なく相続し続けているのであって、1つの構造的最小単位内に存在する1個の非成熟型の幹細胞は、不等性の転写型有糸分裂だけを際限なく継続しているかぎり細胞増殖することはなく、1個が1個に相続し続ける1個の成熟要因の促進効果を拒否する非成熟型の幹細胞として、その構造的最小単位の組織学的な自己自立性と自己存続性を確保し続けているのである。

一方、その不等性転写型有糸分裂で同時に産出された 1 個の成熟要因の促進効果を受理する成熟型娘幹細胞の方は、非成熟型の幹細胞とは異なって、成熟型の有糸分裂を 10 回以上繰り返すことによって、1024 個以上の大量の終末細胞に細胞成熟し、その終末細胞としての細胞寿命を終焉して最終的にことごとく自己消滅しなければならない。

しかしながら、その 1024 個の終末細胞は、次世代に細胞成熟して産出された 1024 個の終末細胞と次々に細胞交替を行い、その細胞交替を際限なく継続し続けることによって、際限なく細胞交替をし続けている 1024 個の終末細胞の細胞集団が、がん組織体の構造的最小単位を組織構成し続けている。

そして、その構造的最小単位は、細胞交替を継続している 1024 個の終末細胞集団だけで組織構成されているのではなく、同じく 1024 個の成熟途上の成熟型がん細胞も含まれ、また、いまだ細胞交替することなく、細胞寿命もいまだ終焉していないで残存している前世代の 1024 個の終末細胞集団も含まれて、その構造的最小単位は組織構成されている。

すなわち、がん組織の構造的最小単位の中で、成熟要因の促進効果を拒否しながら不等性転写型有糸分裂を際限なく継続して運営しているただ一個の非成熟型の幹細胞に対して、数千個の莫大な細胞数の成熟要因の促進効果を受理する成熟型のがん細胞が集合してその構造的最小単位は組織構成されているのである。

したがって、莫大な数量のがんの構造的最小単位で組織構成されているがん組織全体の 99.9% 以上は莫大な細胞数の成熟要因の促進効果を受理する成熟型のがん細胞で組織構成され、がん組織の根源細胞である成熟要因の促進効果を拒否する非成熟型のがんの幹細胞はわずか 0.1% 以下の極めて稀少な存在でなければならない。

そして、がん組織の 99.9% 以上の大部分を組織構成する、莫大な細胞数の成熟要因の促進効果を受理する成熟型のがん細胞は、成熟型の有糸分裂を運営することによって細胞成熟し、最終的にはことごとく大量の終末細胞となってことごとく自己消滅しなければならないのである。

そして、細胞成熟して最終的に終末細胞となってことごとく自己消滅しなければならないような大量の成熟型のがん細胞は、細胞成熟することによってがん細胞に特有な細胞特性を顕著に表現しているのであって、そのようながんに特有な細胞特性を顕著に表現している大量の成熟型のがん細胞を細胞特定して、細胞化学的な抗がん剤療法や細胞免疫学的な免疫療法などの細胞破壊的な治療方法によってことごとく細胞破壊したとしても、がん疾患を根治的に治療することにはならないのである。

したがって、抗がん剤による化学療法や先端的な免疫療法などの細胞破壊的な治療方法によって、がん組織体をほとんど消滅させることによって延命的な治療効果があったとしても、構造的最小単位の中で、成熟要因の促進効果を受理せずに拒否しながら、不等性の転写型有糸分裂を密かに運営し続けているわずか0.1％以下の稀少な存在である非成熟型のがんの幹細胞を、成熟要因の促進効果を拒否することなく正常に受理することのできる正常な幹細胞に修復しないかぎり、そのがん組織体を組織生理学的に完全根絶することはできないのである。

以上記述したように、がん組織の99.9％以上を組織構成する細胞成熟したがん細胞や成熟途上の成熟型の大量のがん細胞をことごとく細胞破壊したとしても、がん疾患を根治的に治療することができないことを認識し始めた専門医の中で、がん組織体の根源細胞であるがんの未熟な幹細胞の組織生理学的で必然的な存在を理解し始めた一部の専門医は、大量の成熟型のがん細胞で組織構成されている構造的最小単位の中で、その構造的最小単位の組織学的な自己自立性と自己継続性を確保しているがん組織体の根源細胞であるがんの未熟ながんの幹細胞に対して、その未熟ながんの幹細胞自身を組織生理学的に細胞特定し、細胞生理学的に細胞破壊する治療方法を開発すれば、がん疾患を根治的に治療できるものと考え始めている。

しかしながら、がん細胞の細胞特性がまったく表示されていない最も未熟な細胞位相に存在するがんの幹細胞の存在は、細胞生理学的にまた組織生理学的にまったく特殊な存在であって、そのまったく特殊な存在であるがんの幹細胞を生理学的に細胞特定して細胞破壊することはできないのである。

このことは序文でも記述したが、あらためて繰り返して記述することにする。

すなわち、がんの未熟な細胞位相に存在する幹細胞の存在を細胞特定して細胞破壊することはできないことは、がんの最も未熟な幹細胞だけにかぎって細胞特定して細胞破壊できないのではないのである。

あらゆる種類の正常な機能組織体の根源細胞である最も未熟な幹細胞の場合であっても、がんの最も未熟な幹細胞の場合と同様に、その最も未熟な幹細胞を細胞化学的にまた細胞免疫学的に特定して細胞破壊することはまったくできないのである。

たとえば、正常に機能している脳神経組織体の場合、その脳神経組織体の根源細胞である未熟な幹細胞に対して、ある特定の化学物質を利用して細胞化学的に細胞特定して細胞破壊することができるとすれば、そのような特定の化学物質を利用すれば、正常に機能し続けている正常な脳神経組織体を完全に消滅させることができるはずである。

さらに同様に、ある特定の細胞免疫抗体を利用することによって、正常に機能している脳神経組織体の根源細胞である最も未熟な幹細胞を細胞免疫学的に細胞特定して細胞破壊することができるとすれば、そのような特定の細胞免疫抗体を利用すれば、その正常に機能し続けている正常な脳神経組織を完全に消滅させることができるはずである。

しかしながら、脳神経組織体の根源細胞である未熟な幹細胞だけを細胞特定し細胞破壊して、その正常に機能し続けている正常な脳神経組織体だけを完全に消滅することのできるような特定の化学物質や細胞免疫抗体が、細胞生理学的にまた組織生理学的に実在することはありえないのである。

すなわち、正常に機能している脳神経組織体のような正常な細胞組織体の根源細胞である最も未熟な幹細胞だけにかぎらず、あらゆる種類の正常な細胞組織体の根源細胞である幹細胞の場合を含めて、がん組織体の根源細胞であるがんの最も未熟な幹細胞の場合であっても、その根源細胞である最も未熟な幹細胞の存在は、最も未熟な細胞位相だけに存在しているまったく特殊な存在であって、そのような細胞生理学的に特殊な存在である最も未熟な幹細胞を細胞特定して細胞破壊できるような特定の化学物質や細胞免疫抗体は、組織生理学的にはまったくありえないのである。

したがって、がん組織体の根源細胞であるがんの幹細胞だけを細胞化学的に、また細胞免疫学的に細胞特定して細胞破壊することによってがん組織体の存在を根絶することは、細胞生理学的に、また組織生理学的にはまったく不可能であることを認識しなければならない。

したがって、がん疾患を根治的に治療するために、がん組織体の根源細胞であるがんの幹細胞を細胞化学的に、また細胞免疫学的に細胞特定して細胞破壊するための治療概念を研究し開発するのでなく、筆者が詳細に記述しているように、成熟要因の促進効果を拒否するがんの幹細胞の異常な機能欠陥を、その促進効果を受理することのできる正常な幹細胞の正常な細胞機能に修復することを目的とした新しい治療概念に基づく具体的な治療方法を開発しなければならないのである。

8. がん細胞の遺伝子異常

現在、遺伝子関係の研究分野が著しく進歩して、ある特定の臓器に発生したがん腫瘍のがん細胞の遺伝子に特定の異常が指摘されるようになった。

そして、そのような特定の遺伝子異常がその特定のがん組織を発生させる根源的な原因であるものと考えられるようになっている。

しかしながら、そのような特定の遺伝子の異常が、がん発生の根源的な原因であるとするならば、その遺伝子の異常は、がん組織体の根源細胞である非成熟型のがんの幹細胞、すなわち、わずか 0.1％以下の極めて稀少な存在であって、成熟要因の促進効果を拒否する非成熟型のがんの幹細胞にだけに特定されて検出された遺伝子の異常でなければならない。

がん組織の 99.9％以上を組織構成する成熟要因の促進効果を受理する成熟型のがん細胞にも共通してそのような遺伝子の異常が検出されるようであれば、そのような遺伝子の異常は成熟要因の促進効果を拒否する機能欠陥を形成する原因ではありえない。

したがって、がん組織を発生させている根源的な原因ではありえないのである。

がん組織の 99.9％以上を組織構成する成熟型のがん細胞にもまたそのような遺伝子の異常が検出されているとすれば、そのような成熟型のがん細胞は成熟要因の促進効果を受領することのできるがん細胞であって、成熟要因の促進効果を拒否するがん細胞の特性を持ったがん組織発生の根源的な原因細胞ではないのである。

したがって、特定の遺伝子の異常が、がん発生の根源的な原因であるためには、がん組織のわずか 0.1％以下の稀少な存在であって、がん組織発生の根源細胞である成熟要因の促進効果を拒否する非成熟型の幹細胞を正確に特定して、その稀少な存在である成熟要因の促進効果を拒否する非成熟型の幹細胞にだけに特定されて検出されるような遺伝子の異常でなければならないのである。

そのように特定された遺伝子の異常でなければ、どのような遺伝子の異常ががん組織内の総てのがん細胞に共通して検出されたとしても、そのような遺伝子の異常ががん発生の根源的な原因であると判断することはできないのである。

がん組織内で際限なく継続されて運営されている不等性転写型有糸分裂は、正常組織の正常な転写拠点の内部で正統な転写要因の促進効果によって正当に促進されている正常で正確な転写型有糸分裂ではありえない。

したがって、正統な転写要因の促進効果（Duplication factor）によって正確に促進されていないような不等性の転写型有糸分裂は、不正確な転写経過を持つ異常な転写型の有糸分裂であって、そのような不正確な転写型の有糸分裂が際限なく継続運営される経過の中で、がん細胞に特有な細胞特性が潜在的な細胞特性として、産出されている未熟な娘幹細胞に次第次第に形成されているのである。

それらの形成された潜在的な細胞特性は、成熟型有糸分裂による細胞成熟をすることによって顕在化し、がん組織の 99.9％以上を組織構成する成熟型のがん細胞に特有の細胞特性（腫瘍マーカー）となって、従来から広く一般的に施行されている化学療法や免疫療法の細胞破壊の破壊目標として利用されている。

しかしながら、そのように形成されている潜在的な細胞特性の中には、特定の遺伝子の異常もまた発生しているとしても不思議ではない。

そのような経過で異常形成された遺伝子の異常は、がん組織体が発生した結果として異常発生している遺伝子の異常であって、がん組織体を発生させている発生原因としての遺伝子の異常ではありえない。

がん組織体が発生した結果として発生している遺伝子の異常は、転写型であっても成熟型であって、いずれの形式の有糸分裂であっても、それらの有糸分裂を通じて、成熟要因の促進効果を受理する成熟型であっても成熟要因の促進効果を拒否する非成熟型であっても、二形式のいずれの娘がん細胞にもそれぞれ平等に継承されている遺伝子の異常である。

そのような遺伝子の異常が、がん組織体全体のがん細胞に共通して検出されているとしても、そのような細胞特性や遺伝子の異常をがん組織発生の根源的な発生原因であると判断することはできないのである。

したがって、成熟要因の促進効果を受理する成熟型であっても成熟要因の促進効果を拒否する非成熟型であっても、がん組織体を構成するがん細胞に共通して検証されているいろいろな細胞特性や特定の遺伝子の異常は総て、がん組織体が発生した結果として発生した細胞特性や遺伝子の異常であって、がん組織体が発生した根源的な発生原因ではありえないのである。

がん組織が異常発生する根源的な発生原因は、繰り返し記述しているように、がん組織のわずか0.1％以下の存在である最も未熟な幹細胞の中で、非成熟型の幹細胞が持つ成熟要因の促進効果を拒否する機能欠陥だけが、そのがん組織発生の根源的な発生原因でなければならない。

したがって、この成熟要因の促進効果を正常に受理せずに拒否するような特殊な機能欠陥が発生する発生原因を完全に解明しなければならない。

そして、そのような発生原因を完全に解消できる具体的な方法を開発しないかぎり、がん疾患に対する根治的な治療方法を開発することはできないものと考えられるのである。

したがって本書では、その具体的な治験的治療方法の一例として、基準的な沃化脂乳液を利用して、がんの幹細胞の細胞原形質に異常蓄積した細胞代謝副産物を除去することによって、がん治療の根治的な治療方法の可能性を提案しているのである。

第５章
追加補筆　転写要因と成熟要因の形成について

1. 転写要因と成熟要因の形態とその発生

あらゆる臓器組織体の内部で運営されているいわゆる分化分裂（Differentiation division）という細胞分裂は転写型（Duplication type）と成熟型（Maturation type）のたがいに拮抗的な二形式の有糸分裂が連携し複合した細胞分裂であるという「二形式の有糸分裂に関する基本的な原理原則」（Fundamental physio-mitotic theory）、すなわち、この細胞生理学的で組織生理学的な基本的原理原則は、現在の一般的な臨床医学分野では受け入れられず、まったく思索概念の対象にはなっていない。

さらに、正確な転写型有糸分裂を促進する転写要因や、転写型（Duplication type）を成熟型（Maturation type）の有糸分裂に形式変換する成熟要因の、いずれの促進効果の存在実態もまた、現在の一般的な臨床医学分野ではまったく思索概念の対象にはなっていないのである。

しかしながら、たがいに拮抗的な二形式の有糸分裂活動をそれぞれに促進する転写要因と成熟要因のそれぞれの促進効果の存在は、「二形式の有糸分裂に関する基本的な原理原則」の基本概念を理論的に構成するためには極めて重要な存在でなければならないのである。

たとえば、本書で繰り返して記述しているように、特定の未熟な幹細胞（Adult stem cell）が成熟要因の促進効果を受理せずに拒否する特殊な機能欠陥を獲得したことによって、場違いな場所に、組織学的な自己自立性（Histological identity）と自己存続性（Histological continuity）を獲得した異常ながん組織体が異常形勢されているのである。

したがって、成熟要因だけにかぎらず、その極めて重要な存在である転写要因と成熟要因の、それぞれの促進効果の実態とその胎生学的に形成されている由来について具体的に記述することにする。

正常な臓器組織体の場合、たとえば、小腸粘膜の上皮組織体の場合、その上皮粘膜組織体の根源細胞である最も未熟な幹細胞が、その粘膜組織の分泌腺の陰窩部（Gland crypt）最底部分で転写要因の促進効果（Duplication factor）が完全に支配している転写拠点（Duplication areas= Stem cell niche）の内部だけで運営されている転写型の有糸分裂によって正確に自己増殖されることによって、小腸粘膜上皮組織体の組織学的な自己自立性と自己存続性が強固に確保されている。

このように転写拠点を完全に支配している転写要因の促進効果は、転写拠点に直接接触している繊維組織体の繊維細胞から分泌されて、その転写拠点を完全に支配することによって、転写拠点内の転写型有糸分裂を正確な分裂活動として促進しているのである。

一方、転写型の有糸分裂で自己増殖し、転写拠点から陰窩部側面部分の成熟促進地域帯（Maturation zone）に押し出された未熟な幹細胞は、成熟促進地域帯を完全に支配している成熟要因の促進効果によって転写型から成熟型に形式変換された成熟型の有糸分裂を繰り返し、完全に細胞成熟した機能細胞（＝終末細胞）となって小腸粘膜上皮組織の機能層を完全に組織形成しているのである。

この成熟促進地域帯を完全に支配している成熟要因の促進効果は、成熟促進地域帯に直接接触している繊維組織体の繊維細胞から分泌されて、その成熟促進地域帯を完全に支配することによって、転写拠点内で運営されていた転写型の有糸分裂を成熟型に形式変換し、さらに、その成熟促進地域帯の内部で形式変換された成熟型有糸分裂の活発な分裂活動を促進しているのである。

したがって、転写要因も成熟要因もそのそれぞれの促進効果は、いずれの促進効果も転写拠点や成熟促進地域帯に接触している特定の繊維組織体の繊維細胞からそれぞれに分泌されているのである。

ゆえに、あらゆる臓器組織体の内部にはかならず、転写要因や成熟要因の促進効果を分泌する特定の繊維細胞組織体が組み込まれていなければならない。

そして、その組み込まれた特定の繊維細胞組織体は、その臓器の機能組織体を力学的に支えながら血管栄養を確保しているだけの存在ではなく、転写要因と成熟要因のそれぞれの促進効果を分泌し供給することによって、その臓器組織体の機能組織内で連携して運営されている、たがいに拮抗的な二形式の有糸分裂活動を適切に制御し統制するという重要な役割を担当しているのである。

この繊維細胞組織体が転写要因や成熟要因の促進効果を分泌し供給しながら、その機能組織内で運営されるたがいに拮抗的な二形式の有糸分裂活動を制御し統制するという繊維組織体の極めて重要な役割は、繊維細胞組織体が中胚葉から間質組織を経過して胎生分化する中胚葉系の繊維細胞組織体として、三胚葉のそれぞれの胚葉組織から胎生分化しているあらゆる機能組織体の内部で運営されている、たがいに拮抗的な二形式の有糸分裂活動を常に先導的に制御し統制し続けているのである。

2. 三胚葉の形成と中胚葉の先導的な役割

胎胞体（桑実体 =Blastula　図８）が形成される場合、一個の受精卵が細胞分裂(＝卵割)を繰り返すことによって､その胎胞体は形成されるのである。

この受精卵が繰り返す細胞分裂（＝卵割）の形式は、分裂前の母細胞と分裂して産出された２個の娘細胞とはまったく同じ細胞である転写型の有糸分裂でなければならない。

この卵割分裂が胎生学的な最も初期段階の転写型有糸分裂であることは、最初の卵割でできた２個の受精卵がたがいに離反した場合、それぞれの受精卵から一対の一卵性の双生児が産出されることからも明らかである。

受精卵がこの胎生学的に初期段階の転写型有糸分裂を繰り返して細胞数を増加することによって次第に球体状態の胎胞体が形成される。

その球体状態の胎胞体が一定の大きさに成長した時、その球体状態の胎胞体を形成している胎胞体細胞の一部の胎胞体細胞は、その一定の大きさに成長した胎胞体の球体状態自身の内部に転入するようになる。

そのように胎胞体の球体状態自身の内部に転入した胎胞体細胞は、その転入した胎胞体細胞に直接接触している胎胞体細胞が運営する転写型の有糸分裂活動によって産出される胎葉分化要因（Embryo-differentiation factor　胎生学的な成熟要因に相当する）の影響を受けて、胎生学的な分化分裂（Differentiation division　胎生学的な成熟分裂に相当する）を行って中胚葉細胞（Mesoderm cells）に胎生分化（Embryo-differentiation）して、中胚葉組織体（Mesoderm layer）が形成される（図８）。

この胎胞体の球体状態の内部で形成された中胚葉細胞自身が運営する転写

【図８】三胚葉の結成

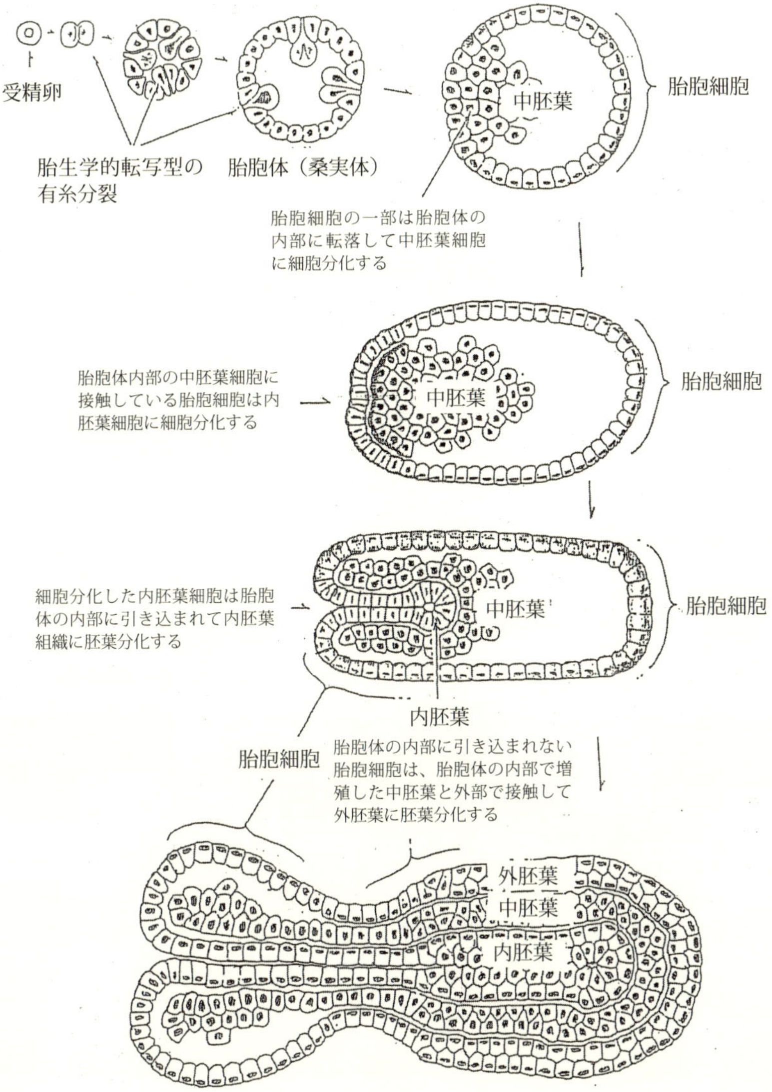
受精卵
胎生学的転写型の
有糸分裂
胎胞体（桑実体）
中胚葉
胎胞細胞
胎胞細胞の一部は胎胞体の
内部に転落して中胚葉細胞
に細胞分化する
胎胞体内部の中胚葉細胞に
接触している胎胞細胞は内
胚葉細胞に細胞分化する
中胚葉
胎胞細胞
細胞分化した内胚葉細胞は胎胞
体の内部に引き込まれて内胚葉
組織に胚葉分化する
中胚葉
胎胞細胞
内胚葉
胎胞細胞
胎胞体の内部に引き込まれない
胎胞細胞は、胎胞体の内部で増
殖した中胚葉と外部で接触して
外胚葉に胚葉分化する
外胚葉
中胚葉
内胚葉

英国総合医学誌“Medical Hypotheses”(2003)61(4),452 より引用

型の有糸分裂によって、その中胚葉組織体に直接接触している胎胞体細胞に対する胚葉分化要因が産出され、その中胚葉に直接接触している胎胞体細胞は、その胚葉分化要因の影響によって胎生学的な分化分裂を行って、内胚葉細胞（Endoderm cells）にまで胎生分化するのである。

その胚葉分化した内胚葉細胞は、中胚葉組織体の内部に侵入し始め、さらに中胚葉組織体自身に完全に包み込まれて最終的に完全に胚葉分化した内胚葉組織体が形成される（図8　P.91）。

それ以外の球体状態を形成する胎胞体細胞は、その球体状態の内部に転入することはなく、その球体状態内部の中胚葉組織体の外部表面と接触し、その中胚葉組織体内で運営される転写型の有糸分裂で産出される胚葉分化要因の影響によって、胎生学的な分化分裂を行って外胚葉細胞（Ectoderm cells）に胚葉分化して外胚葉組織体（Ectoderm layer）に胚葉分化するのである。

以上のような経過で三胚葉の胚葉組織体はそれぞれに胚葉分化しているのである（図8　P.91）。

したがって、それらの胚葉分化した三胚葉の中で、中胚葉組織は最初に胚葉分化した胚葉組織であって、この最初に胚葉分化した中胚葉組織体は、他の二胚葉に対するそれぞれの胚葉分化要因を産出することによって、他の二胚葉の胚葉分化に際して、常に先導的な役割を担当する立場にある中胚葉組織体である。

その先導的な中胚葉組織体の内部で運営される転写型の有糸分裂活動によって、その転写型とは逆に成熟要因の促進効果が産出され、その成熟要因の促進効果によって、接触している他の外胚葉組織体や内胚葉組織体の内部で運営されている転写型の有糸分裂は、成熟型の有糸分列に形式変換される。

そして、その外胚葉組織体や内胚葉組織体の内部で形式変換された成熟型有糸分裂の分裂活動によって、逆に中胚葉組織体に対する転写要因の促進効果が産出され、その転写要因の促進効果によって、中胚葉組織体内で運営されていた転写型有糸分裂の分裂活動はさらに相乗的に活性化されるのである。

これとは反対に、外胚葉や内胚葉の胚葉組織体内で運営される転写型有糸分裂の分裂活動によって、接触している中胚葉組織体に対する成熟要因の促進効果が産出され、その成熟要因の促進効果によって、逆に中胚葉組織体内で運営されている転写型の有糸分裂は成熟型に形式変換されるのである。

その中胚葉組織体内で形式変換された成熟型の有糸分裂によって、外胚葉や内胚葉の胚葉組織体に対する転写要因の促進効果が産出され、その転写要因の促進効果によって、外胚葉や内胚葉の胚葉組織体の内部で運営されていた転写型の有糸分裂はさらに相乗的に活性化されるのである。

このようなたがいに拮抗的で相乗的な転写要因や成熟要因の促進効果による複雑な経過によって、中胚葉組織体の内部で運営される二形式の有糸分裂と、その中胚葉組織体に接触している外胚葉や内胚葉の胚葉組織体の内部で運営される二形式の有糸分裂とは、たがいに拮抗的にまた相乗的に共同作業を形成している極めて複雑で密接な関係にあるものと考えられる。

3. 胚葉体組織の構造的最小単位の形成

前述のように、極めて複雑な二形式の有糸分裂の拮抗的な相互活動によって、外胚葉と内胚葉のそれぞれの胚葉組織体には、中胚葉体から分泌された成熟要因の促進効果によって促進される成熟型（Maturation type）有糸分裂のための成熟促進地域帯を形成される。

その形成された成熟促進地域帯の中に、同じく中胚葉体から分泌された転写要因の促進効果によって促進される転写型有糸分裂のための転写拠点が大量に形成されて、その大量の転写拠点が１個１個、個別にその成熟型の有糸分列のための成熟促進地域帯の中に含有されるのである。

そのような複雑な経過の中で、中胚葉組織体から間質組織を経過して本質的に胚葉分化している中胚葉系の繊維組織体にもまた、成熟要因の促進効果を分泌する転写促進環境体（＝転写型有糸分裂に由来して成熟要因を分泌している環境体）と、転写要因の促進効果を分泌する成熟促進環境体（＝成熟型有糸分裂に由来して転写要因を分泌している環境体）との、たがいに拮抗的な２種類の促進環境体が形成されて、転写要因と成熟要因の２種類の促進効果がそれぞれ個別に分泌されるのである。

そのような中胚葉系の繊維組織体内で転写要因の促進効果を分泌する成熟環境体が、他の二胚葉、たとえば外胚葉系の小腸粘膜上皮組織の場合、その機能組織内の成熟促進地域帯の中に存在している個々の転写拠点を、１個１個、個別に、中胚葉系の繊維組織体自身の中に取り込み始め、その中胚葉系の繊維組織体に取り込まれた外胚葉系小腸粘膜上皮組織の１個の転写拠点が、その転写拠点を取り囲む成熟促進地域帯と共に、１個の有糸分裂制御機構として組織形成されるのである。

そして、それが、たとえば外胚葉系の腸粘膜上皮組織体の場合であれば、それらの１個の有糸分裂制御機構が、それぞれ個別に１個の腸粘膜上皮組織体の構造的最小単位（Structural units）として組織形成されているのである（図９）。

したがって、腸粘膜上皮組織の場合、１個の転写拠点は繊維組織体の内部に引き込まれて、その転写拠点とそれを取り巻く成熟促進地域帯とで形成される一個の構造的最小単位が組織形成されるのである（図９）。

したがって、あらゆる臓器組織体において、個々の構造的最小単位全体は、それぞれ個々に中胚葉系の繊維細胞組織体で完全に包み込まれ、１個の転写拠点とその転写拠点を取り囲む成熟促進地域帯とで構成された１個の構造的最小単位として組織形成されているのである。

そして、それらの最小単位が大量に集合することによって、それぞれの臓器組織体の機能組織全体が組織構成されているのである。

これらの個々の構造的最小単位を完全に包み込んでいる中胚葉系の繊維細胞組織体は、胎胞体の胚葉組織から中胚葉組織として最初に胚葉分化している胚葉組織体であって、この中胚葉系の繊維組織体内で運営される二形式の有糸分裂に由来して形成された成熟促進環境帯と転写促進環境帯から分泌される転写要因と成熟要因のそれぞれの促進効果が、あらゆる臓器組織体を構成する構造的最小単位に内部で運営される二形式の有糸分裂活動を適切に制御し常に統制しているのである。

したがって、三胚葉体のそれぞれの胚葉組織体に直接接触している中胚葉系の繊維細胞組織体は、最初に胚葉分化している胚葉組織体として、転写要因や成熟要因のそれぞれの促進効果を個別に分泌し供給しながら、三胚葉体のそれぞれの胚葉組織の胚葉分化に関して、常に先導的な役割を担当している極めて重要な中胚葉系の繊維組織体でなければならない。

【図９】小腸粘膜組織の構造的最小単位の形成

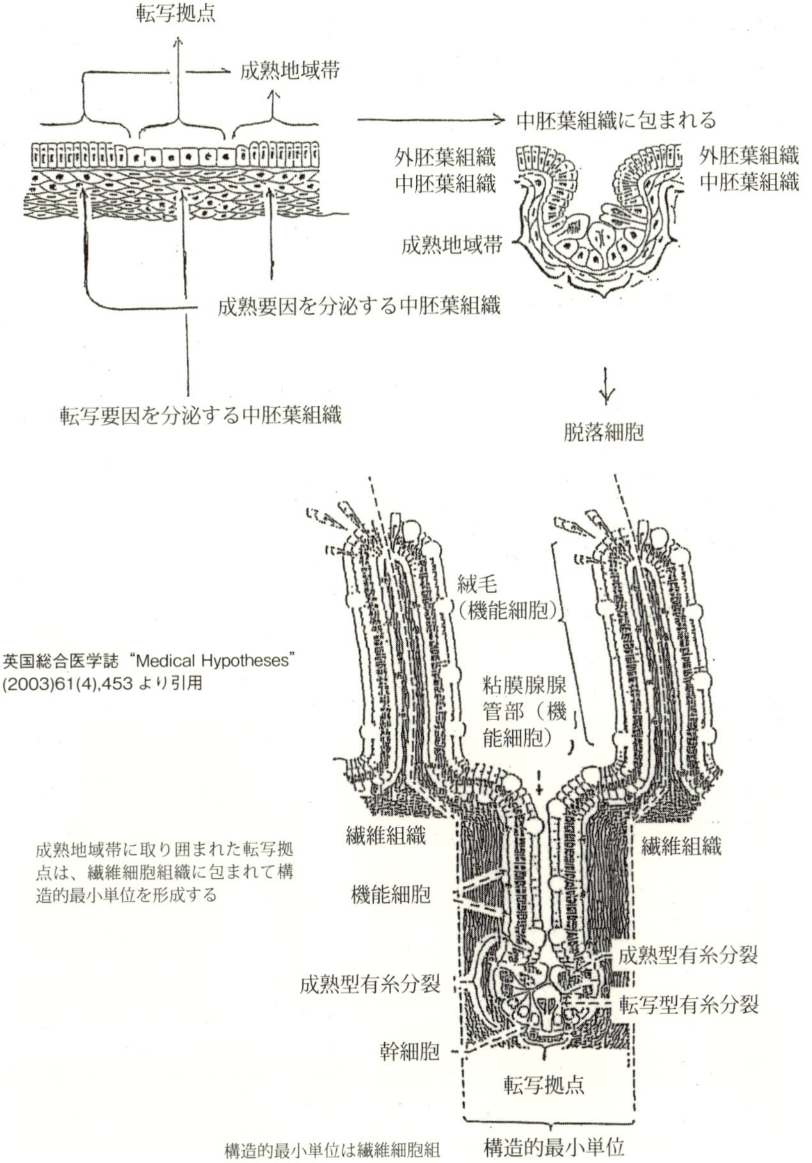
転写拠点
成熟地域帯
中胚葉組織に包まれる
外胚葉組織
中胚葉組織
外胚葉組織
中胚葉組織
成熟地域帯
成熟要因を分泌する中胚葉組織
転写要因を分泌する中胚葉組織
脱落細胞
絨毛
（機能細胞）
粘膜腺腺
管部（機
能細胞）
英国総合医学誌“Medical Hypotheses”
(2003)61(4),453 より引用
繊維組織
繊維組織
成熟地域帯に取り囲まれた転写拠
点は、繊維細胞組織に包まれて構
造的最小単位を形成する
機能細胞
成熟型有糸分裂
成熟型有糸分裂
転写型有糸分裂
幹細胞
転写拠点
構造的最小単位
構造的最小単位は繊維細胞組
織に取り囲まれて形成される

結局、中胚葉から特殊な経過で別途に胎生分化した各種の血球芽細胞組織や特定の中胚葉系の機能組織体も含めて、他の内胚葉や外胚葉組織から胚葉分化したあらゆる種類の機能的な臓器組織体の総ては、かならず、中胚葉から間質組織（Mesenchym）を経過して、本格的に胚葉分化した本質的な繊維細胞で組織構成された繊維細胞組織体を、細胞生理学的にまた、組織生理学的に、かならず、必要不可欠としているのであって、あらゆる臓器組織の構造的最小単位の総ては、かならず、繊維細胞の細胞組織体に包み込まれるか、少なくとも、かならず接触していなければならないのである。

したがって、あらゆる種類の機能的な臓器組織体には、その組織構造体自身の内部に、かならず、繊維細胞の細胞組織体を組み込んでいなければならないのである。

そして、その臓器組織体に組み込まれている繊維細胞の細胞組織体は、それらの臓器組織体を物理力学的に支持しながら血管栄養しているだけではなく、常にかならず、転写要因や成熟要因のいずれかの促進効果をそれぞれ個別に分泌し供給し続けることによって、臓器組織体の内部で運営されている転写型と成熟型とのたがいに拮抗的な二形式の有糸分裂活動を適切に調整して常に制御し続けているのである。

4. 転写要因の役割

あらゆる臓器組織体を組織構成している構造的最小単位の中で転写拠点に直接接触している特定の繊維細胞の細胞組織体は、転写要因の促進効果を常に分泌し供給し続けているのである。

そのように分泌し供給された転写要因の促進効果によって、転写拠点内で、その臓器組織体の根源細胞である幹細胞が運営している転写型の有糸分裂活動が促進され、さらに、その転写型有糸分裂の正確な転写経過が常に確保され続けているのである。

したがって、あらゆる臓器組織内の転写拠点の内部では、極めて正確な転写型の有糸分裂が運営される結果、それらの臓器組織の根源細胞である幹細胞は、常に極めて正確に自己増殖され続けているのである。

そして、それらの正確に自己増殖された幹細胞を根源細胞にする臓器組織体が、極めて正確な自己自立性と自己存続性を確保する結果、それらの臓器組織の正常な組織形態とその正常な組織機能が常に正確に確保され保持され続けているのである。

このように正確な転写型の有糸分裂活動が常に確保され保持されている結果、不正確な転写経過によって形成される異常な細胞特性を潜在的に保有するがんの幹細胞のような異常細胞の発生は完全に防止されているのである。

5. 成熟要因の役割

あらゆる臓器組織を組織構成している構造的最小単位の中で、転写拠点を除く成熟促進地域帯や一般の機能組織全体を支持し接触している繊維細胞の細胞組織体は、常に、成熟要因の促進効果を分泌し供給し続けているのである。

そして、その成熟促進地域帯に直接接触している繊維細胞の細胞組織体から分泌される成熟要因の促進効果によって、転写拠点から成熟促進地域帯に押し出された未熟な幹細胞は、転写拠点で運営していた転写型の有糸分裂を成熟型の有糸分列に形式変換されるのである。

そして、その成熟地域帯内で形式変換された成熟型の有糸分裂によって、転写拠点から成熟地域帯に押し出された未熟な幹細胞は次々に細胞成熟させられて大量の機能細胞が生産されている。

したがって、成熟促進地域帯を支持し接触している繊維細胞組織から分泌される成熟要因の促進効果は、転写型の有糸分裂を成熟型に形式変換することによって大量の機能細胞を生産して、それらの臓器組織体の機能組織全体を組織構成する極めて重要な役割を担当し続けているのである。

しかしながら、成熟促進地域帯を支持し接触している繊維細胞組織体だけではなく、一般の機能組織体の全体を支持している繊維細胞組織体もまた、成熟地域帯に接触している繊維細胞組織体と同様に常に成熟要因の促進効果を分泌し続けている。

そして、ある特定の未熟細胞が、転写拠点以外の、一般の機能組織全体内に突発的に迷入するような異常事態が発生したとしても、その迷入した未熟細胞は、一般の機能組織の全体を支持し接触している繊維細胞組織体から分泌されている成熟要因の促進効果を受理することによって、形式変換された成熟型の有糸分裂を運営しなければならない。

さらに、その迷入した未熟細胞は、形式変換された成熟型の有糸分裂を運営することによって、終末細胞にまで細胞成熟し、最終的に、その終末細胞として細胞寿命を終焉して自己消滅しなければならないのである。

したがって、何らかの原因で、成熟要因の促進効果が完全支配している一般の機能組織体の内部に、ある特定の未熟な幹細胞が迷入したとしても、その迷入した未熟な幹細胞が転写型の有糸分裂を異常運営することによって、がん組織体のような組織学的な自己自立性と自己存続性を獲得した異常な新生物を、成熟要因の促進効果が完全に支配している一般機能組織体の内部で、場違いに異常形成するような異常事態は完全に防止されているのである。

しかしながら、本書で繰り返し記述するように、がん組織体の根源細胞であるがんの幹細胞は、成熟要因の促進効果を受理せずに拒否する異常な機能欠陥を保有しているのである。

このような特殊な機能欠陥を保有するがんの幹細胞が、成熟要因の促進効果が完全支配している一般の機能組織体の内部で、成熟要因の促進効果を拒否することによって、成熟型に形式変換されない異常な不等性転写型の有糸分裂を運営する結果、組織学的な自己自立性と自己存続性を獲得したがん組織体という異常な細胞組織体が、成熟要因の促進効果が支配している一般の機能組織体の内部で場違いに異常形成されているのである。

6. 正常な機能組織の構造的最小単位と異常ながん組織の構造的最小単位

前述のようにあらゆる種類の機能組織体の構造的最小単位は、かならず、繊維細胞の細胞組織体に取り囲まれ、その構造的最小単位の内部で運営されるたがいに拮抗する二形式の有糸分裂活動は、その構造的最小単位を取り囲む繊維組織体から分泌される転写要因と成熟要因のそれぞれの促進効果によって、正常に統制されているのである。

そして、それらの転写要因と成熟要因のそれぞれの促進効果は、構造的最小単位内の有糸分裂活動を正常に統制しているだけでなく、その構造的最小単位自身の数量の増殖や衰退にも直接関与しているのである。

たとえば、構造的最小単位を構成している転写拠点に直接接触している繊維組織から分泌される転写要因の促進効果が増大すれば転写拠点内の転写型有糸分裂活動が促進されて転写拠点自身が膨張して増大する。

その転写拠点が膨張増大することによって、１個の転写拠点が２個の転写拠点に分離分割すれば、１個の転写拠点に由来して組織構成している１個の最小単位が２個の最小単位に増加するのである（図 10　P.100）。

構造的最小単位の数量が増加し増殖すれば、その構造的最小単位で組織構成されている機能組織全体もまた、組織増殖するのである。

反対に、転写拠点に直接接触している繊維組織から分泌される転写要因の促進効果が衰退し、逆に成熟要因の促進効果によって占拠されるようになれば、構造的最小単位を構成している転写拠点の内部で運営されていた転写型有糸分裂活動は成熟型の有糸分裂活動に形式変換されて、その転写拠点自身は消滅しなければならない。

そのように転写拠点が消滅すれば、その消滅した転写拠点に由来して形成されていた構造的最小単位もまた消滅するのである（図 11　P.100）。

このように構造的最小単位が消滅することによって構造的最小単位の数量が減少すれば、莫大な数量の構造的最小単位で組織構成されている機能組織体自身もまた組織衰退するのである。

したがって、機能組織体の組織増殖や組織衰退、すなわち、機能組織を構成する莫大な数量の構造的最小単位の増減は、その構造的最小単位を取り囲む繊維組織が分泌する転写要因と成熟要因のそれぞれの促進効果の消長に依存して増減しているのである。

ゆえに、あらゆる種類の機能組織体の組織増殖や組織衰退は、その機能組織体の内部で運営される転写型と成熟型との二形式の拮抗的な有糸分裂活動の相互均な均衡関係に依存しているのである。

すなわち、転写要因の分泌活動が促進されて、二形式の有糸分裂活動の一定した相互均衡より、転写型の有糸分裂活動の方が優先するようになれば、その機能組織全体を組織構成する構造的最小単位の数量が増加してその機能組織体は組織増殖するのである .

反対に、成熟要因の分泌活動が促進されて、転写型より成熟型の有糸分裂

【図 10】構造的最小単位の分割増加

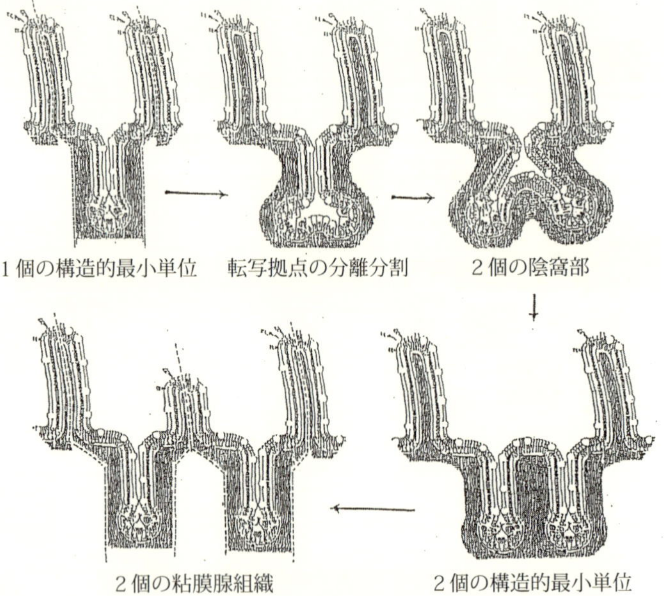

英国総合医学誌“Medical Hypotheses”(2003)61(4),454より引用

【図 11】構造的最小単位の消滅

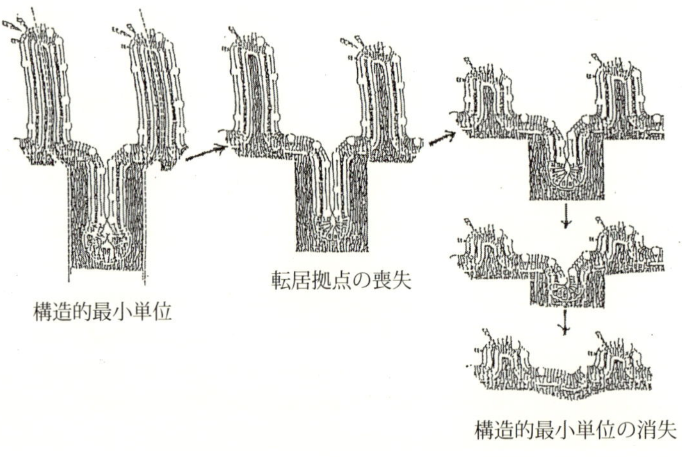

英国総合医学誌“Medical Hypotheses”(2003)61(4),455より引用

の方が優先するようになれば、その機能組織全体を組織構成している構造的最小単位の数量が減少して、その機能組織体の全体が組織衰退するのである。

たとえば、一般の機能組織内で、その組織細胞核の特定の遺伝子活動が活性化して、その機能細胞の一般的な細胞分裂の分裂活動が総合的に活発になったとしても、繊維組織体が制御している有糸分列制御機構から分泌される転写要因と成熟要因のそれぞれの促進効果によって、その活発になった機能細胞の分裂活動は、転写型と成熟型との二形式の一定した有糸分裂活動の相互均衡状態に完全に保たれるのである。

したがって、機能細胞の一般的な細胞分裂の分裂活動が総合的に活発になったとしても、その構造的最小単位の内部で運営される細胞交替が活発になることはあっても、1 個の構造的最小単位が 2 個の最小単位に分割増加して、その最小単位で組織構成されている機能組織全体が組織増殖することはありえない。

また反対に、機能細胞の一般的な細胞分裂の分裂活動が総合的に衰退したとしても、有糸制御機構から分泌される転写要因の促進効果によって転写拠点が確実に確保されているかぎり、その機能組織を組織構成している最小単位が消滅して、構造的最小単位の数量が減少することはありえない。

すなわち、臓器組織体の内部で運営される一般的な細胞分裂の分裂活動が総合的に衰退したからといって、その機能組織全体が組織衰退するとはかぎらない。

したがって、機能組織内で運営される一般的な細胞分裂の総合的な分裂頻度の増減によって、その臓器組織が組織増殖し、また組織衰退していると判断されている従来からの固定概念は、完全に誤った固定概念であることを明確に認識しなければならないのである。

前述のように、正常な機能組織体全体を組織構成している莫大な数量の構造的最小単位は、そのそれぞれの最小単位を取り囲む繊維組織体から分泌される転写要因と成熟要因の、それぞれの促進効果によって、完全に制御され統制されていると同時に、その制御されている構造的最小単位の数量の増減によって、その機能組織体は組織増殖し、また、組織衰退しているのである。

そして、その正常な機能組織体を組織構成している構造的最小単位の存在は、その構造的最小単位を形成している転写拠点の存在によって厳重に保護されている構造的最小単位である。

一方、がん組織全体を組織構成しているがん組織体の構造的最小単位の場合は、正常な機能組織体を組織構成している構造的最小単位のように、その構造的最小単位を形成している転写拠点の存在によって厳重に保護されている構造的最小単位ではなく、成熟要因の促進効果を拒否する非成熟型幹細胞の特殊な機能欠陥だけによって、不等性の転写型有糸分裂を運営し、その特殊な不等性の転写型有糸分裂の分裂活動によって、組織学的な自己自立性と自己存続性を獲得して存在しているまったく特殊な構造的最小単位である。

したがって、このがん組織体の自己自立性と自己存続性を確保している成熟要因の促進効果を拒否するがんの幹細胞が持つ特殊で異常な機能欠陥を、その促進効果を受理する正常な幹細胞の正常な細胞機能に修復することができれば、がん組織体を組織構成している莫大な数量の構造的最小単位は、当然、自己の組織学的な自己自立性と自己存続性を完全に喪失し、その最小単位自身もまた二形式有糸分裂に関する基本的な原理原則にしたがって、ことごとく組織生理学的に自己消滅するのである。

ゆえに、成熟要因の促進効果を拒否して受理しないがんの幹細胞が持つ特殊な機能欠陥を、正常に受理する正常な幹細胞の正常な細胞機能に修復することを目的とした治療概念だけが、がん疾患に対する基本的な治療概念でなければならないのである。

そのような基本的な治療概念以外の治療概念、すなわち、従来から一般的に思考され定着している細胞破壊的で組織懲罰的な治療概念などは総て、がん疾患に対する基本的で本質的な治療概念ではありえないと考えられるのである。

あとがき

現在時点において、外科的療法や放射線療法などの物理工学的な治療方法でがん組織体の全体を完全に排除できないで、がん組織体が身体内に残存している担がん患者に対する基本的な治療概念は、細胞化学的な抗がん剤療法や細胞免疫学的な免疫療法によって、個々のがん細胞を個々に細胞破壊することによって、がん組織体に対して細胞破壊的に治療する治療概念だけが、根治的な治療効果が期待できる最も信頼するべき唯一の自然科学的な治療概念であるものと考えられている。

そして、その唯一の自然科学的な治療方法として、個々のがん細胞を個々に細胞破壊する細胞破壊的な治療方法だけが、実際の治療技術として施行され実行されているのである。

しかしながら、細胞破壊的な治療概念に基づいて、細胞生理学的な化学療法や免疫療法などいろいろな自然科学的な手法、手段にしたがって個々のがん細胞を個々に細胞破壊したとしても、本書で繰り返して記述しているように、そのような細胞破壊的で組織懲罰的な治療概念ではがん組織体を組織生理学的に完全に根絶することはまったくできないのである。

さらに、臨床医の禁句である治らないという禁句を絶対に避けなければならないがん治療の担当医たちは、自然科学的で医学生理学的な立場にある臨床医として、医学生理学的な最善の治療方法が実施されるという説得を繰り返して担がん患者を納得させて、がん細胞に対する細胞破壊的な従来からの治療方法を自然科学的で医学生理学的な最善の治療方法として継続する以外に方法がないのである。

つまり、現実問題として、個々のがん細胞を個々に細胞破壊してもがん組織体を完全に根絶することはできないことを当然、がん治療に携わる専門医たちは充分に認識しなければならないのである。

1. がんに対する共存療法や休眠療法について

個々のがん細胞に対する細胞破壊的な治療方法による莫大な治療実績から

判断して、個々のがん細胞に対する細胞破壊的な治療方法では、確かに延命的な治療効果を期待することはできても、最終的に根治的な治療効果はまったく期待できないことを認識し始めた専門医の中には、根治的な治療効果を期待するのではなく、がん組織体の組織増殖をできるだけ抑制してがん組織体を休眠状態にして、その休眠状態のになったがん組織体とできるだけ長く共存することによって、より快適な延命効果を期待する療養方法を目的とする専門医が出現するようになった。　このようながん組織体に対する休眠療法や共存療法によって、より快適な余命が達成できるとすれば、余命がかぎられていると認識している担がん患者にとっては、施行する意義のある療養方法であるのかも知れない。

2. 代替療法や統合療法について

外科的療法や放射線療法でがん組織体を完全に排除できなかった担がん患者で、細胞破壊的な抗がん剤療法や免疫療法によって延命効果だけに依存している、いわゆる余命のかぎられた担がん患者に対する新しい治療概念として代替療法や統合療法と呼ばれる治療方法が、最近になって新しい治療方法として実行されるようになった。

この代替療法や統合療法と呼ばれる治療方法には、いろいろ種々雑多の方法があって、一定の確立した治療方法ではないが、それらの代替療法や統合療法の基本的な治療概念の総ては、担がん患者の一般的な健康状態をさらに良好な状態に維持し続けるために有効な治療概念ではあっても、がん組織体の発生原因や発生経過に直接関与して治療する治療概念ではないのである。

したがって、がん疾患に対して根治的な治療効果を期待することのまったくできないと判断される治療概念である。

しかしながら、余命のかぎられた担がん患者が、この代替療法や統合療法によってさらなる健康状態が期待され、そのように期待している担がん患者自身の精神的に平穏な余命が期待されるのであれば、そのような代替療法や統合療法という治療概念は、それなりに人文科学的で精神科学的な治療効果として意義のある対処療法であるのかも知れない。

3. 人文科学的で精神医学的な治療概念

がんに対する共存療法や休眠療法、また、代替療法や統合療法などいろいろな治療概念を工夫する臨床医たちの中には、自然科学的で医学生理学的な治療概念そのものから離脱し始め、人文科学的で精神科学的な治療概念に依存し始めるようになった臨床医が出現するようになった。

確かに知的水準の高い人間のあらゆる病的疾患の中には、知的水準の高い人類にかぎって発症する精神科学的な異常に由来する病的疾患も臨床医学的な疾患として存在することは明白な事実である。

しかしながら、がん組織体という組織形態的な異常組織の発生は、細胞生理学的で組織生理学的な形態異常の一つとして発生しているのである。

したがって、当然、がん組織体の発生原因は自然科学的に発生した特定の形態的な異常現象でなければならない。

自然科学的に異常な形態現象は、かならず自然科学的な特定の形態的な発生原因があって、その形態的な発生原因に由来して発生していなければならないのである。

ゆえに、がん組織体の異常発生原因の由来は、自然科学の領域を超越した特定の人文科学的で精神科学的な要因に由来して発生している病的疾患ではありえないのである。

以上記述したように、異常ながん組織体の発生は、特定の自然科学的な形態異常発生に由来して発生している自然科学的な異常現象であることはいうまでもない。

したがって、自然科学的な発生原因は、自然科学的に解消しなければ根治的に治療することはできないのである。

しかしながら、がん治療に携わる専門医の中で、細胞破壊的で組織懲罰的な治療方法に完全に行き詰まった専門医の一部は、医学生理学的で自然科学的な治療概念から次第に離脱し始め、人文科学的で精神科学的な治療概念に依存して、より一層、快適な余生を過ごせるような治療実務を具体的に施行するようになった臨床医が出現するようになった。

従来から施行されているがん疾患に対する細胞破壊的で組織懲罰的な治療

概念に完全に失望した結果、自然科学的な治療概念から逸脱して、精神科学的な治療概念、すなわち、哲学的で宗教的な価値観に依存するようになっている治療概念を、本来の医学生理学的で自然科学的な治療概念である細胞修復的で組織修復的な治療概念にさらに徹底させるために、さらに執拗に繰り返して記述することにする。

成熟要因の促進効果を受理せず拒否するがんの幹細胞の異常な機能欠陥を、拒否せずに正常に受理することのできる正常な幹細胞の正常な細胞機能に回復させて、場違いな場所に異常発生した不等性転写型の有糸分裂を本来運営されるべきはずである正常な成熟型の有糸分裂に形式変換しないかぎり、「二形式の有糸分列の基本的な原理原則」に基づいて、がん疾患を根治的に治療することはまったく不可能であることを認識しなければならないのである。

そして極めて遠い将来であっても、「二形式の有糸分列の基本的な原理原則」に基づいて、がん組織体の異常な存在を完全に自己消滅させるような組織生理学的で組織修復的な治療方法が広く一般的に施行されるようになるとすれば、現在、広く施行されている外科的療法や放射線療法などによる組織破壊的で細胞破壊的な治療方法は、がん疾患に対処する本質的な治療概念から完全に除外されるものと考えられるのである。

●参考文献 (REFERENCES)

1．Hirata Y.　Fundamental physio-mitotic theory
Med Hypotheses 2003;61（4）:449-457
（有糸分裂の基本的原理原則）

2．Hirata Y.　Established histological identity and cell destruction treatment for cancer.
Med Hypotheses 2000; 55（1）: 15-23.
（組織学的な自己自立性に対する細胞破壊的がん治療）

3．Hirata Y.　The use of ionic iodine for cancer prevention and　eradication.
Med Hypotheses 2002; 58（4）: 254-256.
（沃化脂乳液を利用するがん予防とがん治療）

4．Hirata Y.　Physio-mitotic theory and new concept of cancer　development.
Med Hypotheses 2002; 58（5）: 361-364.
（有糸分裂の基本的原理原則に基づくがん発生論）

5．Hirata Y.　Physio-mitotic theory and new concept of leukemia development.
Med Hypotheses 2002; 58（4）: 251-253.
（有糸分裂の基本的原理原則に基づく白血病理論）

6．Hirata Y.　Physio-mitotic theory and new concept of embryological differentiation.
Med Hypotheses 2002; 58（5）: 365-368.
（有糸分裂の基本的原理原則に基づく胎生学理論）

7．Hirata Y.　Leukemia eradication and the effect of maturation factor.
Med Hypotheses 2002; 58（5）: 369-370.
（成熟要因の促進効果と白血病治療）

8．Hirata Y.　Mesoderm layer and fibrous support tissues essential for embryological differentiation.
Med Hypotheses 2002; 59（6）: 630-635.
（胎生分化に必要不可欠な中胚葉系繊維組織）

9．Hirata Y.　Cancer genetic peculiarities non-responsible for cancer development.

Med Hypotheses 2002; 59（6）: 636-639.
（遺伝子異常はがん発生の原因ではない）

---- Addition ----

10. Hirata Y.　Duplication mitosis in epithelio-glandular tissue.
Med Hypotheses 1992; 37: 44-46.
（上皮性腺組織内の転写型有糸分裂）

11. Hirata Y.　Duplication mitosis in carcinoma.
Med Hypotheses 1992; 37: 47-48.
（がん組織内の転写型（Duplication type）有糸分裂）

12. Hirata Y.　Genuine eradication of cancer.
Med Hypotheses 1993; 40: 232-234.
（本質的ながん治療）

13. Hirata Y.　Hetero-duplication type of cancerous mitosis.
Med Hypotheses 1993; 41: 509-512.
（がん組織内の不等性転写型有糸分裂）

14. Hirata Y.　Progression of cancer.
Med Hypotheses 1995; 45: 7-10.
Repeatedly published in Med Hypotheses
1999; 52（6）、511-513
（がん組織の進行性）

15. Hirata Y.　An enzymatic effect for cancer prevention and eradication.
Med Hypotheses 1996; 45: 465-467.
（がん予防とがん治療に有効な酵素効果）

16. Hirata Y.　Two types of cancer cells and cytotoxic therapies.
Med Hypotheses 1996; 46: 30-32.
（二形式のがん細胞と細胞破壊的ながん治療）

17. Hirata Y.　Genetic abnormalities and oncogenesis.
Med Hypotheses 1996; 46: 17-18.
（遺伝子異常とがん発生原因）

著者プロフィール

平田 陽三（ひらた・ようそう）

昭和 5（1930）年　高知市にて生れ育つ
昭和 30（1955）年　大阪医科大学卒業
昭和 31（1956）年　高知市民病院にてインターン終了後、医師免許取得。山口県立医科大学整形外科研究生として入局
昭和 32（1957）年　整形外科教室より第一解剖学教室に出向、３年間の予定で細胞組織学の研究に従事する
昭和 35（1960）年　整形外科教室に復帰するも、医療活動のかたわら、細胞組織学の研鑽を続ける
昭和 42（1962）年　学位取得（山口県立医科大学第一解剖学教室整形外科教室）
昭和 44（1969）年　高知市平田病院整形外科医師として勤務
昭和 45（1970）年　この年より、がん組体の発生理論に関する論文を国際的な医学雑誌に投稿しはじめる
昭和 52（1972）年　高知市平田病院院長職に就任
昭和 63（1983）年　整形外科専門医制度による認定医
昭和 67（1992）年　投稿し続けていたがん組織体の発生理論に関する論文 17 篇が、次々に英国の医学雑誌に掲載される
平成 12（2000）年　高知市平田病院院長職辞職、理事長就任。掲載された 17 篇の論文が、世界中の研究機関から注目され始め、問い合わせが来ている

がんは自己消滅する。

二形式の有糸分裂に関する基本的な原理原則に基づく、がん組織体を組織生理学的に自己消滅させる治療概念と、沃化脂乳液を利用した治験的な治療方法

2010年8月1日　初版第1刷発行

著　者　　平田陽三

発行人　　比留川洋

発行所　　株式会社　本の泉社

〒113-0033 東京都文京区本郷2-25- 6

TEL.03-5800-8494　FAX.03-5800-5353

http://www.honnoizumi.co.jp/

印　刷　　株式会社　エーヴィスシステムズ

製　本　　合資会社　村上製本所

　ISBN987-4-7807-0627-7　C0047